AF204980

Die Erfindung des Gähnens

Reflex, Information und Animation

Eine Betrachtung

von

Lutz Spilker

DIE ERFINDUNG DES GÄHNENS – REFLEX, INFORMATION UND ANIMATION

Bibliografische Information der Deutschen Nationalbibliothek:
Die Deutsche Nationalbibliothek verzeichnet diese Publikation in der Deutschen Nationalbibliografie; detaillierte bibliografische Daten sind im Internet über http://dnb.dnb.de abrufbar.

Softcover ISBN: 978-3-384-28014-5
Ebook ISBN: 978-3-384-28015-2

© 2024 by Lutz Spilker
http://www.webbstar.de
Druck und Distribution im Auftrag des Autors:
tredition GmbH, An der Strusbek 10, 22926 Ahrensburg, Germany

Die im Buch verwendeten Grafiken entsprechen den
Nutzungsbestimmungen der Creative-Commons-Lizenzen (CC).

Inhalt

INHALT 5

VORWORT 10

EINFÜHRUNG IN DAS GÄHNEN 13

    GESCHICHTLICHER ÜBERBLICK 13

    ERSTE WISSENSCHAFTLICHE UNTERSUCHUNGEN 14

DIE BIOMECHANIK DES GÄHNENS 17

    DIE ROLLE DER MUSKELN.. 17

    NEUROLOGISCHE PROZESSE 18

DIE EVOLUTION DES GÄHNENS 21

    EVOLUTIONÄRE VORTEILE 22

    VERGLEICHENDE STUDIEN 23

THEORIEN UND HYPOTHESEN I 25

    SAUERSTOFFMANGEL-THEORIE 26

    KOHLENDIOXID-HYPOTHESE 27

THEORIEN UND HYPOTHESEN II 30

    STRESSABBAU UND ENTSPANNUNG............................ 31

    WEITERE THEORIEN 32

SOZIALES GÄHNEN 35

    DIE ROLLE DER MUSKELN.. 36

    NEUROLOGISCHE PROZESSE 37

KULTURELLE PERSPEKTIVEN 40

Bräuche und Etikette 41

Gähnen in Kunst und Literatur 42

HISTORISCHE BETRACHTUNGEN 44

Gähnen im Mittelalter 45

Moderne Interpretationen 46

KLINISCHE ASPEKTE I 49

Schlafstörungen und Gähnen 50

Neurologische Erkrankungen 52

KLINISCHE ASPEKTE II 55

Gähnen bei psychischen Störungen 56

Medikamenteninduzierte Gähnprozesse 57

GÄHNEN IN DER SCHWANGERSCHAFT UND KINDHEIT 60

Gähnen in der Kindheit 62

GÄHNEN UND SCHLAF 65

Gähnen und Schlafmangel 66

Gähnen als Schlafsignal 67

GÄHNEN UND ATMUNG 70

Lungenvolumen und Sauerstoffversorgung 71

Gähnen und Atemwegserkrankungen 72

GÄHNEN UND KREISLAUF 75

Herzfrequenz und Gähnen 76

Vaskuläre Effekte des Gähnens 77

GÄHNEN UND GEHIRN 80

Neurotransmitter und Gähnen 81

Kognitive Funktionen 82

GÄHNEN UND EMOTIONEN 85

GÄHNEN BEI ANGST UND STRESS 86

GÄHNEN UND ENTSPANNUNG 87

GÄHNEN IM TIERREICH 89

GÄHNEN BEI VÖGELN UND REPTILIEN 90

GÄHNEN BEI FISCHEN 91

AKTUELLE FORSCHUNG UND ERKENNTNISSE 93

ZUKÜNFTIGE FORSCHUNGSRICHTUNGEN 94

INTERDISZIPLINÄRE ANSÄTZE 95

PRAKTISCHE ANWENDUNGEN 98

GÄHNEN ALS DIAGNOSTISCHES TOOL 99

GÄHNEN IN DER PRÄVENTIVMEDIZIN 100

ZUSAMMENFASSUNG UND AUSBLICK 102

OFFENE FRAGEN 103

ZUKÜNFTIGE ENTWICKLUNGEN 104

ÜBER DEN AUTOR 106

IN DIESER REIHE SIND BISHER ERSCHIENEN 107

Beim Gähnen die Hand vor den Mund halten; Damit kein böser Geist hinein kommt, sagen die einen. Damit kein böser Geist heraus kommt, meinen die andern. Weil es keine bösen Geister gibt, haben beide Recht.

Walter Ludin

Walter Ludin OFMCap** (* 23. November 1945 in Grosswangen) ist ein Schweizer katholischer Theologe, Priester, freischaffender Journalist, Redaktor und Buchautor.

** = Die Kapuziner, eigentlich Orden der Minderen Brüder Kapuziner, lateinisch Ordo Fratrum Minorum Capucinorum (kurz OFMCap), sind ein franziskanischer Bettelorden in der römisch-katholischen Kirche. Der Name des Ordens leitet sich von der markanten Kapuze des Franziskanerhabits ab. Er gehört zu den franziskanischen Orden und bildet heute – neben den Franziskanern (OFM) und den Minoriten (OFMConv) – einen der drei großen Zweige des ersten Ordens des hl. Franziskus.

Vorwort

Liebe Leserinnen und Leser,

in einer Welt, die von ständiger Bewegung und Aktivität geprägt ist, sind es oft die alltäglichen und scheinbar banalen Dinge, die übersehen werden. Das Gähnen ist ein solches Phänomen. Es begleitet uns durch den Tag, oft unbeachtet und selten hinterfragt. Doch bei näherer Betrachtung entpuppt sich das Gähnen als ein faszinierendes Rätsel, das tief in die Mechanismen unserer Physiologie, Psychologie und sozialen Interaktionen hineinreicht. Mit dem Titel ›Die Erfindung des Gähnens‹ lade ich Sie ein, auf eine Reise zu gehen, die dieses alltägliche Verhalten in den Mittelpunkt stellt und seine zahlreichen Facetten beleuchtet.

Das Gähnen ist ein Reflex, den jeder Mensch kennt. Es ist so alltäglich, dass es kaum auffällt, und doch ist es universell: Menschen jeder Kultur, jedes Alters und jeden Geschlechts gähnen. Aber warum gähnen wir eigentlich? Was passiert in unserem Körper und Gehirn, wenn wir gähnen? Welche sozialen und kulturellen Bedeutungen sind mit diesem Verhalten verbunden? Diese und viele weitere Fragen sind der Ausgangspunkt für dieses Buch.

In den vergangenen Jahrzehnten haben Wissenschaftler auf der ganzen Welt versucht, die Geheimnisse des Gähnens zu entschlüsseln. Ihre Forschung hat zu einer Vielzahl von Theorien geführt, die von der Regulation der Gehirntemperatur bis hin zur sozialen Bindung reichen. Jede dieser Theorien bietet eine andere Perspektive auf das Gähnen und trägt dazu bei, ein umfassenderes Bild dieses alltäglichen, aber dennoch mysteriösen Verhaltens zu zeichnen.

Eine der faszinierendsten Entdeckungen ist die Rolle des Gähnens als soziales Signal. Das Phänomen des ›ansteckenden Gähnens‹, bei dem das Gähnen einer Person unwillkürlich das Gähnen anderer auslöst, weist darauf hin, dass Gähnen mehr ist als nur ein physiologischer Reflex. Es ist auch ein Mittel der Kommunikation, das Empathie und soziale Verbundenheit signalisiert. Diese Erkenntnis wirft ein neues Licht auf die Funktion und Bedeutung des Gähnens in unserem täglichen Leben und unseren sozialen Interaktionen.

Darüber hinaus hat das Gähnen auch eine klinische Relevanz. Übermäßiges Gähnen kann ein Hinweis auf bestimmte gesundheitliche Probleme sein, von Schlafstörungen bis hin zu neurologischen Erkrankungen. Ein besseres Verständnis der physiologischen und pathologischen Aspekte des Gähnens könnte daher zu neuen diagnostischen und therapeutischen Ansätzen führen.

Die Reise, die Sie mit diesem Buch antreten, führt Sie durch verschiedene Disziplinen: von der Biologie und Neurologie über die Psychologie bis hin zur Soziologie und Anthropologie. Jede dieser Perspektiven trägt dazu bei, das Gähnen in seiner ganzen Komplexität und Vielschichtigkeit zu erfassen. Sie werden entdecken, dass das Gähnen weit mehr ist als ein Zeichen von Müdigkeit oder Langeweile. Es ist ein Fenster in die Funktionsweise unseres Körpers und Geistes, ein Spiegel unserer sozialen Interaktionen und ein Schlüssel zu unserem Verständnis der menschlichen Natur.

Ich lade Sie ein, Ihre eigenen Vorurteile und Annahmen über das Gähnen zu hinterfragen und sich auf eine Entdeckungsreise zu begeben. Vielleicht werden Sie am Ende dieses Buches das nächste Gähnen mit anderen Augen sehen – als einen kleinen, aber bedeutungsvollen Teil des menschlichen Erlebens.

In diesem Sinne: Willkommen zu ›Die Erfindung des Gähnens‹. Möge diese Erkundung eines alltäglichen Phänomens Ihnen neue Einsichten und Erkenntnisse bringen und Ihre Neugier auf die vielen verborgenen Wunder des menschlichen Lebens wecken.

Viel Freude beim Lesen,

Lutz Spilker

Einführung in das Gähnen

Definition und Allgemeines

Das Gähnen ist ein universelles Verhalten, das jeder Mensch kennt. Es handelt sich dabei um einen unwillkürlichen Reflex, bei dem der Mund weit geöffnet wird und tief eingeatmet wird, gefolgt von einer kürzeren Ausatmung. Dieser Vorgang ist oft begleitet von einem Dehnen der Kiefermuskulatur und manchmal des gesamten Körpers. Gähnen tritt in verschiedenen Situationen auf: wenn wir müde oder gelangweilt sind, manchmal aber auch bei Stress oder nach dem Aufwachen.

Obwohl Gähnen als alltägliches und simples Verhalten erscheinen mag, ist es erstaunlich komplex und faszinierend. Es tritt bei Menschen aller Altersgruppen und Kulturen auf und ist auch im Tierreich weit verbreitet. Die Häufigkeit des Gähnens kann von verschiedenen Faktoren beeinflusst werden, wie z.B. dem Tagesrhythmus, dem Schlafmuster und dem emotionalen Zustand. Doch was genau steckt hinter diesem weit verbreiteten Phänomen? Diese Frage hat Wissenschaftler seit Jahrhunderten beschäftigt.

Geschichtlicher Überblick

Das Gähnen ist ein uraltes Verhalten, das tief in der Geschichte der Menschheit und sogar der Tierwelt verwurzelt ist. Schon in den antiken Kulturen wurde das Gähnen beobachtet und kommentiert. In der griechischen Mythologie wurde es manchmal als Zeichen göttlicher Intervention oder als Vorbote von Ereignissen gesehen. Hippokrates, der berühmte griechische Arzt, glaubte, dass Gähnen eine Methode des Körpers sei, überschüssige Wärme und schädliche Dämpfe auszustoßen. Diese frühe medizinische Theorie legte den Grundstein für spätere Untersuchungen und Spekulationen.

Im Mittelalter wurde das Gähnen oft mit spirituellen und übernatürlichen Bedeutungen verknüpft. Einige glaubten, dass beim Gähnen böse Geister in den Körper eindringen könnten, weshalb man oft seine Hand vor den Mund hielt – eine Geste, die in vielen Kulturen bis heute erhalten geblieben ist, wenn auch aus hygienischen Gründen. Mit der Zeit entwickelte sich das Verständnis des Gähnens weiter, weg von mystischen Erklärungen hin zu physiologischen und psychologischen Betrachtungen.

Erste wissenschaftliche Untersuchungen

Die wissenschaftliche Erforschung des Gähnens begann ernsthaft im 19. Jahrhundert. Mit den Fortschritten in der Medizin und den Naturwissenschaften suchten Forscher nach rationalen Erklärungen für dieses Verhalten. Einer der ersten, der sich intensiv mit dem Gähnen auseinandersetzte, war der französische Physiologe Pierre Flourens. Er untersuchte die Gehirnaktivität bei verschiedenen Reflexen und legte den Grundstein für die neurowissenschaftliche Betrachtung des Gähnens.

Ein bedeutender Schritt in der Erforschung des Gähnens war die Arbeit des deutschen Physiologen Wilhelm Preyer. In seinem Buch ›Die Seele des Kindes‹ (ISBN: 978-0543798169 von 1882) beschrieb er das Gähnen bei Neugeborenen und kleinen Kindern und stellte fest, dass es ein angeborener Reflex ist, der unabhängig von äußeren Einflüssen auftritt. Diese Erkenntnis deutete darauf hin, dass das Gähnen tief in unserem biologischen Erbe verwurzelt ist.

Im 20. Jahrhundert nahm das Interesse am Gähnen weiter zu, insbesondere in den Bereichen Psychologie und Neurowissenschaften. Forscher begannen, das Gähnen als potenzielles Fenster in das Verständnis komplexer Gehirnprozesse zu sehen. Sie untersuchten, wie das Gähnen mit Müdigkeit, Langeweile, Aufmerksamkeit und sozialen Interaktionen in Verbindung steht. Diese Studien legten den Grundstein für viele der modernen Theorien über die Funktion und Bedeutung des Gähnens.

Die moderne Forschung hat gezeigt, dass das Gähnen durch eine Vielzahl von Faktoren ausgelöst werden kann, darunter Veränderungen im Gehirntemperatur, Sauerstoff- und Kohlendioxidgehalt im Blut sowie durch soziale und psychologische Reize. Diese Erkenntnisse haben das Gähnen als ein komplexes, multifunktionales Verhalten etabliert, das weit über die einfache Erklärung von Müdigkeit oder Langeweile hinausgeht.

Insgesamt zeigt der geschichtliche Überblick, dass das Gähnen seit jeher ein faszinierendes und oft missverstandenes Verhalten ist. Die wissenschaftlichen Untersuchungen haben unser Verständnis erheblich erweitert, aber viele Fragen bleiben offen. Das Gähnen bleibt ein spannendes Forschungsfeld, das weiterhin viele Geheimnisse birgt und uns viel über die menschliche und tierische Natur lehren kann. In den folgenden Kapiteln dieses Buches werden wir tiefer in die verschiedenen Aspekte des Gähnens eintauchen und versuchen, die Geheimnisse dieses alltäglichen, aber dennoch mysteriösen Verhaltens weiter zu ergründen.

Die Biomechanik des Gähnens

Physiologie des Gähnens

Gähnen ist ein faszinierender und komplexer Vorgang, der tief in der menschlichen Physiologie verankert ist. Es beginnt meist unwillkürlich und umfasst eine Reihe von körperlichen Reaktionen, die auf den ersten Blick simpel erscheinen mögen, aber eine beeindruckende Koordination von Muskeln und Nerven erfordern. Der typische Ablauf eines Gähnvorgangs startet mit einer tiefen und langen Einatmung durch den weit geöffneten Mund. Diese Einatmung dehnt die Lungen vollständig aus und erhöht das Lungenvolumen. Gleichzeitig hebt sich das Zwerchfell, und die Zwischenrippenmuskulatur spannt sich an, um den Brustkorb zu erweitern.

Während des Gähnens öffnet sich der Kiefer weit, und die Muskeln im Gesicht und Nacken werden aktiviert. Dieser Vorgang erstreckt sich oft über mehrere Sekunden und endet mit einer kurzen, aber kräftigen Ausatmung, bei der oft ein hörbares Geräusch entsteht. Häufig geht das Gähnen auch mit einem Strecken der Arme und des Oberkörpers einher, was zu einer zusätzlichen Dehnung und Mobilisierung der Muskulatur führt.

Die Rolle der Muskeln

Beim Gähnen sind mehrere Muskelgruppen beteiligt, die harmonisch zusammenarbeiten müssen, um den Vorgang erfolgreich durchzuführen. Eine der Hauptrollen spielt der *Musculus masseter*, der Kiefermuskel, der den Unterkiefer öffnet und schließt. Dieser Muskel ist einer der stärksten im menschlichen Körper und wird durch den *Musculus temporalis* unterstützt, der ebenfalls am Kauen und Öffnen des Mundes beteiligt ist.

Die Muskeln des Zwerchfells und der Interkostalmuskulatur (Zwischenrippenmuskulatur) spielen eine entscheidende Rolle bei der Einatmung. Sie ermöglichen es dem Brustkorb, sich zu erweitern und die Lungen mit Luft zu füllen. Darüber hinaus sind die Gesichtsmuskeln, einschließlich des *Musculus orbicularis oris* (der Muskel, der den Mund umgibt) und des *Musculus buccinator* (der Wangenmuskel), aktiv am Gähnvorgang beteiligt. Diese Muskeln sind für die charakteristische Weitung des Mundes verantwortlich.

Auch die Nacken- und Schultermuskulatur, insbesondere der *Musculus trapezius* und der *Musculus sternocleidomastoideus*, sind oft während des Gähnens aktiv. Sie unterstützen das Strecken und Dehnen des Körpers, was häufig mit einem Gähnvorgang einhergeht. Dieses Strecken dient möglicherweise dazu, die Durchblutung und den Sauerstofffluss zu erhöhen, was zur Erfrischung und Wiederherstellung von Aufmerksamkeit und Wachsamkeit beiträgt.

Neurologische Prozesse

Die neurologischen Mechanismen, die das Gähnen steuern, sind komplex und noch nicht vollständig verstanden. Es wird jedoch angenommen, dass das Gähnen von einer Vielzahl von

Hirnregionen kontrolliert wird, darunter der Hypothalamus, das limbische System und der Hirnstamm. Diese Regionen sind an der Regulierung grundlegender Körperfunktionen beteiligt, einschließlich Atmung, Temperaturregulation und Schlaf-Wach-Rhythmen.

Der Hypothalamus spielt eine zentrale Rolle bei der Auslösung des Gähnens. Diese Hirnregion ist für die Regulation vieler autonomer Prozesse verantwortlich und reagiert auf verschiedene interne und externe Reize, wie Müdigkeit, Langeweile oder auch Stress. Der Hypothalamus sendet Signale an den Hirnstamm, der die motorischen Neuronen aktiviert, die die Muskeln steuern, die beim Gähnen beteiligt sind.

Das limbische System, insbesondere die Amygdala und der Hippocampus, sind ebenfalls in den Gähnvorgang involviert. Diese Strukturen sind für die Verarbeitung von Emotionen und die Regulation von sozialen Verhaltensweisen verantwortlich. Das erklärt, warum Gähnen oft in sozialen Kontexten auftritt und ansteckend wirken kann. Spiegelneuronen, die in verschiedenen Bereichen des Gehirns zu finden sind, könnten ebenfalls eine Rolle spielen. Diese Neuronen sind dafür bekannt, dass sie das Verhalten anderer Personen widerspiegeln und nachahmen, was den ansteckenden Effekt des Gähnens erklären könnte.

Zusätzlich zur neuronalen Kontrolle durch den Hypothalamus und das limbische System, spielen Neurotransmitter wie Dopamin, Serotonin und Oxytocin eine wichtige Rolle. Diese chemischen Botenstoffe beeinflussen die Stimmung, das Wohlbefinden und die soziale Bindung und können das Auftreten von Gähnen modulieren. Dopamin beispielsweise ist ein Neurotransmitter, der mit Belohnung und Motivation in Verbindung steht und in verschiedenen Studien mit der Häufigkeit des Gähnens korreliert wurde.

Das Zusammenspiel dieser verschiedenen neurologischen und physiologischen Komponenten macht das Gähnen zu einem bemerkenswerten Phänomen. Obwohl es auf den ersten Blick trivial erscheinen mag, offenbart die detaillierte Untersuchung der Biomechanik des Gähnens eine tiefere Einsicht in die komplexen Prozesse, die unseren Körper und unser Gehirn steuern. Es zeigt, wie eng die physiologischen, muskulären und neurologischen Systeme miteinander verbunden sind und wie sie zusammenarbeiten, um selbst die einfachsten Verhaltensweisen zu erzeugen.

In den folgenden Kapiteln dieses Buches werden wir weiter in die verschiedenen Aspekte des Gähnens eintauchen und die vielen und unterschiedlichen Bereiche dieses faszinierenden Phänomens erforschen. Wir werden untersuchen, warum das Gähnen so ansteckend ist, welche sozialen und kulturellen Bedeutungen es hat und welche klinischen Implikationen es gibt. Bleiben Sie gespannt und begleiten Sie uns auf dieser Entdeckungsreise durch die Welt des Gähnens.

Die Evolution des Gähnens

Gähnen bei Tieren

Gähnen ist nicht nur ein menschliches Phänomen; es ist weit verbreitet im Tierreich und findet sich bei vielen verschiedenen Arten. Dieses Verhalten ist besonders bei Säugetieren gut dokumentiert, darunter Hunde, Katzen, Affen und sogar bei Walen und Elefanten. Aber auch Vögel und einige Reptilienarten zeigen dieses Verhalten. Das Gähnen bei Tieren hat ähnliche Merkmale wie beim Menschen: eine weit geöffnete Mundhöhle, tiefes Einatmen und oft eine Dehnung des Körpers.

Bei Hunden beispielsweise kann man oft beobachten, wie sie gähnen, wenn sie sich entspannen oder sich in einer neuen Umgebung befinden. Das Gähnen scheint hier nicht nur ein Zeichen von Müdigkeit zu sein, sondern auch eine Möglichkeit, Stress abzubauen und sich zu beruhigen. Ähnlich verhält es sich bei Katzen, die häufig gähnen, wenn sie sich von einer Phase der Aktivität zu einer Ruhephase bewegen.

Primaten, insbesondere Schimpansen und Bonobos, zeigen ebenfalls häufiges Gähnen, das in sozialen Kontexten auftritt. Diese Tiere gähnen oft in Gruppen, und das Gähnen scheint ansteckend zu sein, was darauf hindeutet, dass es eine kommunikative Funktion haben könnte. Diese Beobachtungen legen nahe, dass das Gähnen tief in der Evolution verwurzelt ist und eine wichtige Rolle im sozialen Verhalten und der Kommunikation spielt.

Evolutionäre Vorteile

Die Evolution des Gähnens lässt vermuten, dass dieses Verhalten einen adaptiven Wert hat, der im Laufe der Zeit gefördert wurde. Eine der prominentesten Theorien besagt, dass das Gähnen eine Rolle bei der Thermoregulation des Gehirns spielt. Das tiefe Einatmen und die Dehnung der Gesichtsmuskulatur könnten dazu beitragen, die Temperatur des Gehirns zu senken und es so zu kühlen. Dies wäre besonders wichtig für Tiere, die in heißen Umgebungen leben oder während intensiver körperlicher Aktivität, wenn die Körpertemperatur ansteigt.

Ein weiterer evolutionärer Vorteil des Gähnens könnte in seiner Funktion als soziales Signal liegen. In sozialen Tierarten wie Primaten kann das Gähnen dazu beitragen, die Gruppenkohäsion zu stärken und das Verhalten zu synchronisieren. Ansteckendes Gähnen, das häufig in sozialen Gruppen beobachtet wird, könnte dazu dienen, Aufmerksamkeit und Wachsamkeit innerhalb der Gruppe zu erhöhen. Wenn ein Mitglied der Gruppe gähnt und dadurch andere zum Gähnen anregt, könnte dies ein Zeichen dafür sein, dass es Zeit für eine kollektive Verhaltensänderung ist, wie z.B. eine Ruhepause oder erhöhte Wachsamkeit gegenüber möglichen Gefahren.

Darüber hinaus könnte das Gähnen auch eine Rolle bei der Kommunikation von innerem Zustand und Emotionen spielen. In vielen Tierarten kann das Gähnen ein Zeichen von Langeweile, Müdigkeit oder Stress sein und ermöglicht es anderen Mitgliedern der Gruppe, auf diese Zustände zu reagieren. Dies könnte besonders wichtig für die soziale Dynamik und das Überleben in der Gruppe sein, indem es dazu beiträgt, Konflikte zu vermeiden und die soziale Bindung zu stärken.

Vergleichende Studien

Vergleichende Studien über das Gähnen bei verschiedenen Tierarten bieten wertvolle Einblicke in die Evolution und Funktion dieses Verhaltens. Eine interessante Beobachtung ist, dass das Gähnen bei vielen Arten ansteckend ist, was darauf hindeutet, dass es eine tief verwurzelte, universelle Funktion haben könnte. Zum Beispiel haben Studien gezeigt, dass Schimpansen und Bonobos nicht nur auf das Gähnen anderer Mitglieder ihrer Gruppe reagieren, sondern auch auf das Gähnen von Menschen und sogar auf Gähn-Geräusche. Dies deutet darauf hin, dass die neuronalen Mechanismen, die das Gähnen steuern, in verschiedenen Arten sehr ähnlich sein könnten.

In Studien mit Vögeln, wie Papageien und Wellensittichen, wurde ebenfalls beobachtet, dass das Gähnen ansteckend sein kann. Dies ist besonders bemerkenswert, da Vögel evolutionär weit entfernt von Säugetieren sind, was darauf hindeutet, dass das Gähnen möglicherweise ein sehr altes Verhalten ist, das bereits bei einem gemeinsamen Vorfahren von Säugetieren und Vögeln existierte.

Weitere Studien haben gezeigt, dass das Gähnen bei Reptilien, wie Schildkröten und Schlangen, auftreten kann. Obwohl diese

Tiere weniger soziale Interaktionen haben als Säugetiere und Vögel, scheint das Gähnen auch hier eine Rolle in der Regulation von Körperfunktionen wie der Atmung und der Temperatur zu spielen.

Diese vergleichenden Studien unterstreichen, dass das Gähnen ein komplexes und multifunktionales Verhalten ist, das in vielen verschiedenen Kontexten auftreten kann. Sie zeigen auch, dass das Gähnen möglicherweise ein uraltes Verhalten ist, das im Laufe der Evolution verschiedene adaptive Funktionen entwickelt hat.

Insgesamt liefern die Untersuchungen zum Gähnen bei Tieren wertvolle Hinweise darauf, warum dieses Verhalten so weit verbreitet und tief in unserer Biologie verankert ist. Es zeigt, dass das Gähnen mehr ist als nur ein Zeichen von Müdigkeit oder Langeweile – es ist ein Schlüssel zu unserem Verständnis der Evolution und der Funktionsweise des Gehirns und der sozialen Interaktionen. In den nächsten Kapiteln werden wir weiter in die spezifischen Aspekte des Gähnens eintauchen und seine Rolle in verschiedenen Lebensbereichen und wissenschaftlichen Disziplinen untersuchen. Bleiben Sie gespannt auf weitere faszinierende Einblicke in die Welt des Gähnens.

Theorien und Hypothesen I

Gehirntemperatur-Regulation

Eine der faszinierendsten Theorien, die in den letzten Jahren an Bedeutung gewonnen hat, ist die Hypothese, dass Gähnen zur Regulation der Gehirntemperatur dient. Diese Theorie geht davon aus, dass das tiefe Einatmen und die damit verbundene Öffnung des Mundes sowie die Dehnung der Kiefer- und Gesichtsmuskulatur dazu beitragen, überschüssige Wärme aus dem Gehirn abzuleiten und die Temperatur zu senken.

Das menschliche Gehirn ist ein energieintensives Organ, das ständig Wärme produziert. Eine Überhitzung des Gehirns kann die kognitiven Funktionen beeinträchtigen und zu Müdigkeit und vermindertem Bewusstsein führen. Die Theorie der Gehirntemperatur-Regulation besagt, dass Gähnen eine physiologische Antwort auf eine erhöhte Gehirntemperatur ist. Durch das tiefe Einatmen wird kühle Luft in die Mundhöhle und in die Nasennebenhöhlen gezogen, was eine Kühlung der benachbarten Blutgefäße und letztlich des Gehirns zur Folge haben kann.

Untersuchungen haben gezeigt, dass die Häufigkeit des Gähnens bei Tieren und Menschen zunimmt, wenn die Umgebungstemperatur steigt oder wenn die Körpertemperatur durch körperliche Anstrengung oder Stress erhöht ist. Diese Beobachtungen stützen die Theorie, dass Gähnen eine adaptive Funktion hat, die darauf abzielt, das Gehirn vor Überhitzung zu schützen und die kognitive Leistungsfähigkeit zu erhalten.

Experimente mit verschiedenen Tierarten, darunter Ratten und Vögel, haben gezeigt, dass das Gähnen tatsächlich eine kühlende Wirkung auf das Gehirn haben kann. In einer Studie wurden Ratten unterschiedlichen Umgebungstemperaturen ausgesetzt, und es wurde festgestellt, dass die Tiere häufiger gähnten, wenn die Temperatur stieg. Dies deutet darauf hin, dass das Gähnen ein Mechanismus zur Thermoregulation sein könnte, der tief in der Evolution verankert ist.

Sauerstoffmangel-Theorie

Eine der ältesten und bekanntesten Theorien über das Gähnen ist die Annahme, dass es eine Reaktion auf Sauerstoffmangel im Blut ist. Diese Theorie besagt, dass Gähnen dazu dient, den Sauerstoffgehalt im Blut zu erhöhen und gleichzeitig den Kohlendioxidgehalt zu senken. Durch das tiefe Einatmen beim Gähnen wird eine große Menge an frischer Luft in die Lungen gezogen, was zu einer verbesserten Sauerstoffversorgung des Blutes führt.

Diese Theorie hat eine lange Geschichte und wurde bereits von frühen Medizinern wie Hippokrates und Galen vorgeschlagen. Sie basiert auf der Beobachtung, dass Gähnen oft in Situationen auftritt, in denen der Sauerstoffbedarf des Körpers erhöht ist, wie z.B. bei Müdigkeit, Langeweile oder nach längeren Phasen der Inaktivität. In diesen Zuständen kann es zu einer vorübergehenden Abnahme der Atemfrequenz und damit zu einem geringeren Sauerstoffgehalt im Blut kommen.

Moderne Studien haben jedoch gezeigt, dass die Sauerstoffmangel-Theorie nicht alle Aspekte des Gähnens erklären kann. Obwohl das tiefe Einatmen beim Gähnen tatsächlich den Sauerstoffgehalt im Blut erhöhen kann, gibt es keine eindeutigen Beweise dafür, dass Sauerstoffmangel der primäre Auslöser für das Gähnen ist. Tatsächlich gähnen Menschen und Tiere auch in Situationen, in denen kein Sauerstoffmangel vorliegt, und das Gähnen tritt häufig in sozialen Kontexten auf, was auf zusätzliche Funktionen hinweist.

Dennoch bleibt die Sauerstoffmangel-Theorie eine wichtige Hypothese, die einen Teil der physiologischen Mechanismen des Gähnens erklären könnte. Es ist möglich, dass das Gähnen eine multifunktionale Reaktion ist, die sowohl auf physiologische als auch auf soziale Reize reagiert, und dass die Erhöhung des Sauerstoffgehalts im Blut eine von mehreren Funktionen des Gähnens sein könnte.

Kohlendioxid-Hypothese

Eine verwandte Theorie zur Sauerstoffmangel-Theorie ist die Kohlendioxid-Hypothese. Diese besagt, dass das Gähnen eine Reaktion auf einen erhöhten Kohlendioxidgehalt im Blut ist. Wenn der Kohlendioxidgehalt im Blut steigt, reagiert der Körper durch vertiefte Atmung, um überschüssiges Kohlendioxid aus dem Körper zu entfernen und das Gleichgewicht der Blutgase wiederherzustellen.

Diese Theorie wird durch die Tatsache gestützt, dass das Atemzentrum im Gehirn, das die Atmung steuert, empfindlich auf Veränderungen des Kohlendioxidgehalts im Blut reagiert. Ein Anstieg des Kohlendioxidgehalts führt zu einer Erhöhung der Atemfrequenz und des Atemvolumens, um das Gas aus dem Körper zu entfernen. Das Gähnen könnte eine verstärkte Form dieser regulären Atmungsreaktion sein, die besonders wirksam ist, um große Mengen Kohlendioxid schnell aus dem Blutkreislauf zu entfernen.

Experimente haben gezeigt, dass das Gähnen tatsächlich durch erhöhte Kohlendioxidkonzentrationen in der Atemluft ausgelöst werden kann. In einer Studie wurden Probanden einer erhöhten Kohlendioxidkonzentration in der eingeatmeten Luft ausgesetzt, und es wurde festgestellt, dass die Häufigkeit des Gähnens signifikant zunahm. Diese Ergebnisse deuten darauf hin, dass das Gähnen eine spezifische physiologische Reaktion auf einen Anstieg des Kohlendioxidgehalts im Blut sein könnte.

Wie bei der Sauerstoffmangel-Theorie gibt es jedoch auch bei der Kohlendioxid-Hypothese Einschränkungen. Das Gähnen tritt nicht immer in Situationen auf, in denen der Kohlendioxidgehalt im Blut erhöht ist, und viele Gähn-Episoden scheinen unabhängig von den Blutgaswerten zu sein. Dies deutet darauf hin, dass das Gähnen ein komplexes Verhalten ist, das durch eine Vielzahl von Faktoren beeinflusst wird und möglicherweise mehrere Funktionen gleichzeitig erfüllt.

Zusammenfassung:

Die Theorien und Hypothesen über das Gähnen sind vielfältig und bieten unterschiedliche Erklärungsansätze für dieses weit verbreitete Verhalten. Die Gehirntemperatur-Regulationstheorie, die Sauerstoffmangel-Theorie und die Kohlendioxid-Hypothese sind nur einige der möglichen Erklärungen, die jeweils ihre eigenen Stärken und Schwächen haben. Es ist wahrscheinlich, dass das Gähnen ein multifunktionales Verhalten ist, das sich im Laufe der Evolution entwickelt hat, um verschiedene physiologische und soziale Bedürfnisse zu erfüllen.

In den folgenden Kapiteln werden wir weitere Theorien und Hypothesen zum Gähnen untersuchen und versuchen, ein umfassenderes Verständnis dieses faszinierenden Phänomens zu entwickeln. Die Erforschung des Gähnens eröffnet spannende Einblicke in die Funktionsweise unseres Gehirns und Körpers und zeigt, wie eng unsere physiologischen Prozesse mit unserem Verhalten und unserer sozialen Interaktion verknüpft sind. Bleiben Sie gespannt auf die weiteren Entdeckungen in der Welt des Gähnens.

Theorien und Hypothesen II

Stimulation des Gehirns

Eine der faszinierenden Theorien über das Gähnen betrifft die Stimulation des Gehirns. Diese Theorie geht davon aus, dass das Gähnen eine Methode ist, um die Gehirnaktivität zu steigern und die Aufmerksamkeit zu erhöhen. In Situationen, in denen wir uns langweilen oder müde sind, kann das Gehirn in einen weniger aufmerksamen Zustand übergehen. Das Gähnen könnte daher eine Art ›Reset-Knopf‹ darstellen, der das Gehirn wieder aufweckt und unsere kognitiven Funktionen verbessert.

Ein tiefer Atemzug beim Gähnen bringt nicht nur Sauerstoff in die Lungen, sondern auch eine erhöhte Menge Blut zum Gehirn. Diese gesteigerte Blutzirkulation kann das Gehirn stimulieren und dabei helfen, unsere Aufmerksamkeit und Wachsamkeit zu erhöhen. Gleichzeitig führt die Dehnung der Gesichtsmuskeln und das Öffnen des Kiefers zu einer veränderten Durchblutung des Kopfes, was wiederum die Aktivität des Gehirns beeinflussen könnte.

Es gibt Hinweise darauf, dass das Gähnen eine Rolle bei der Aktivierung des Gehirns spielt. Studien haben gezeigt, dass Gähnen die Aktivität in bestimmten Hirnregionen erhöht, insbesondere in denen, die für die Wachsamkeit und die sensorische Verarbeitung verantwortlich sind. In einer Untersuchung wurde beobachtet, dass Menschen, die gähnen, eine erhöhte Aktivität im rechten präfrontalen Kortex aufweisen, einer Hirnregion, die mit Entscheidungsfindung und sozialem Verhalten verbunden ist. Diese Ergebnisse unterstützen die Idee, dass das Gähnen als eine Art interner Weckruf für das Gehirn dienen könnte.

Stressabbau und Entspannung

Eine weitere weit verbreitete Theorie besagt, dass Gähnen eine Methode ist, um Stress abzubauen und Entspannung zu fördern. In stressigen oder angstbesetzten Situationen neigen Menschen und Tiere dazu, häufiger zu gähnen. Dies könnte darauf hindeuten, dass das Gähnen eine beruhigende Wirkung hat und hilft, den Körper und Geist zu entspannen.

Das Gähnen aktiviert das parasympathische Nervensystem, das für die Entspannung und Erholung des Körpers verantwortlich ist. Diese Aktivierung führt zu einer Senkung der Herzfrequenz und des Blutdrucks, was wiederum dazu beiträgt, Stress abzubauen. Zusätzlich kann das tiefe Einatmen beim Gähnen den Atemfluss regulieren und eine gleichmäßige Atmung fördern, was beruhigend und entspannend wirkt.

Ein interessanter Aspekt dieser Theorie ist die Rolle von Neurotransmittern wie Dopamin und Serotonin. Diese chemischen Botenstoffe sind bekannt dafür, dass sie das Wohlbefinden und die Stimmung beeinflussen. Es wird vermutet, dass das Gähnen die Ausschüttung dieser Neurotransmitter fördert, was zu einem Gefühl der Entspannung und des Wohlbefindens führen kann. Untersuchungen haben gezeigt, dass Medikamente, die die Dopamin- und Serotonin-Spiegel beeinflussen, auch die Häufigkeit des Gähnens verändern können, was diese Hypothese weiter stützt.

Die Theorie des Stressabbaus und der Entspannung wird auch durch Beobachtungen im Tierreich unterstützt. Viele Tiere gähnen in Momenten der Anspannung oder unmittelbar vor oder nach stressigen Ereignissen. Zum Beispiel kann man beobachten, wie Hunde gähnen, wenn sie sich in einer neuen oder beängstigenden Umgebung befinden. Dieses Verhalten scheint darauf hinzudeuten, dass das Gähnen eine Möglichkeit ist, Nervosität abzubauen und eine ruhige Verfassung zu erreichen.

Weitere Theorien

Neben den oben genannten Hypothesen gibt es zahlreiche weitere Theorien, die versuchen, das Gähnen zu erklären. Eine dieser Theorien ist die Hypothese der sozialen Kommunikation. Diese besagt, dass das Gähnen ursprünglich als nonverbales Kommunikationsmittel diente, um anderen Gruppenmitgliedern Müdigkeit oder Langeweile zu signalisieren. In sozialen Tieren könnte dies eine wichtige Rolle bei der Koordination des Verhaltens und der Synchronisation von Aktivitäten spielen.

In diesem Kontext wird auch das ansteckende Gähnen besonders interessant. Es wird angenommen, dass ansteckendes Gähnen eine Form der Empathie und sozialen Bindung widerspiegelt. Studien haben gezeigt, dass Menschen eher gähnen, wenn sie jemanden gähnen sehen, zu dem sie eine enge Beziehung haben, wie Freunde oder Familienmitglieder. Dies könnte darauf hinweisen, dass das Gähnen nicht nur eine physiologische Reaktion ist, sondern auch tief in unseren sozialen Interaktionen verwurzelt ist.

Eine weitere Theorie besagt, dass das Gähnen eine Rolle in der Entwicklung des Kiefers und der Gesichtsmuskulatur spielt. Durch das regelmäßige Dehnen und Öffnen des Mundes könnten die Muskeln und Gelenke gestärkt und flexibel gehalten werden. Dies wäre besonders wichtig in der Jugend, wenn das Wachstum und die Entwicklung der Kiefer- und Gesichtsmuskulatur stattfinden.

Schließlich gibt es auch Hypothesen, die das Gähnen mit der Regulation der inneren Uhr und des Schlaf-Wach-Rhythmus in Verbindung bringen. Gähnen könnte helfen, den Körper auf den Schlaf vorzubereiten oder das Aufwachen zu unterstützen, indem es bestimmte Hormone und Neurotransmitter beeinflusst, die für den Schlaf-Wach-Zyklus wichtig sind.

Zusammenfassung:

Die Vielzahl der Theorien und Hypothesen über das Gähnen zeigt, wie komplex und vielschichtig dieses Verhalten ist. Ob als Mittel zur Gehirnstimulation, zum Stressabbau und zur Entspannung, als soziale Kommunikation oder als physiologische Notwendigkeit – das Gähnen erfüllt vermutlich mehrere

Funktionen gleichzeitig. Jede dieser Theorien bietet wertvolle Einblicke in die möglichen Mechanismen und evolutionären Vorteile des Gähnens und trägt zu einem umfassenderen Verständnis dieses alltäglichen, aber dennoch faszinierenden Verhaltens bei.

In den kommenden Kapiteln werden wir diese Theorien weiter erforschen und zusätzliche wissenschaftliche Erkenntnisse beleuchten. Die Untersuchung des Gähnens öffnet Türen zu tieferen Einblicken in die menschliche Biologie, Psychologie und Soziologie und zeigt, wie eng diese Bereiche miteinander verknüpft sind. Bleiben Sie gespannt auf weitere spannende Entdeckungen in der Welt des Gähnens.

Soziales Gähnen

Physiologie des Gähnens

Gähnen ist ein weit verbreitetes Verhalten, das in nahezu allen menschlichen Kulturen und auch im Tierreich beobachtet werden kann. Physiologisch gesehen ist Gähnen ein komplexer Reflex, der mehrere Körperfunktionen und -systeme umfasst. Es beginnt mit einem tiefen Einatmen, bei dem der Mund weit geöffnet wird, die Kiefermuskulatur sich dehnt und die Lungen mit einer großen Menge Luft gefüllt werden. Dieses Einatmen wird oft von einer kurzen Phase des Luftanhaltens gefolgt, bevor die Luft wieder ausgeatmet wird.

Der physiologische Ablauf des Gähnens ist eng mit der Aktivierung des autonomen Nervensystems verbunden. Das tiefe Einatmen führt zu einer verstärkten Sauerstoffaufnahme und einer verbesserten Belüftung der Lungen, was wiederum die Sauerstoffversorgung des Blutes erhöht. Gleichzeitig wird das Herz-Kreislauf-System stimuliert, was zu einer Erhöhung der Herzfrequenz und des Blutdrucks führen kann. Diese Veränderungen tragen zur allgemeinen Aktivierung des Körpers bei und können helfen, Müdigkeit zu bekämpfen und die Aufmerksamkeit zu steigern.

Interessanterweise ist das Gähnen nicht nur auf die physiologischen Aspekte beschränkt, sondern hat auch eine starke soziale Komponente. Dies wird besonders deutlich beim sogenannten ›sozialen Gähnen‹, bei dem das Gähnen einer Person das Gähnen bei anderen auslöst. Dieser Effekt tritt nicht nur bei Menschen auf, sondern auch bei vielen Tieren, darunter Schimpansen, Hunde und sogar Vögel. Soziales Gähnen wirft Fragen über die zugrunde liegenden neurologischen Prozesse und die evolutionäre Bedeutung dieses Verhaltens auf.

Die Rolle der Muskeln

Beim Gähnen spielen verschiedene Muskelgruppen eine entscheidende Rolle. Die offensichtlichsten sind die Kiefermuskeln, die für das weite Öffnen des Mundes und das Dehnen des Kiefers verantwortlich sind. Diese Bewegung dehnt und entspannt die Muskeln und Gelenke des Kiefers, was möglicherweise dazu beiträgt, Spannungen abzubauen und die Flexibilität der Muskulatur zu erhalten.

Neben den Kiefermuskeln sind auch die Gesichtsmuskeln und die Muskeln im oberen Halsbereich aktiv. Das weit geöffnete Gähnen führt zu einer Dehnung der Gesichtsmuskeln, was zu einer veränderten Durchblutung des Kopfes und des Gehirns führen kann. Diese veränderte Durchblutung könnte eine Rolle bei der physiologischen Stimulation des Gehirns spielen, wie in früheren Theorien diskutiert.

Ein weiteres bemerkenswertes Merkmal des Gähnens ist die Aktivierung der Atemmuskulatur. Das tiefe Einatmen erfordert eine verstärkte Aktivität des Zwerchfells und der Interkostalmuskulatur, die die Lungen dehnen und mit Luft füllen. Diese

Muskeln sind auch an der Regulierung der Atemfrequenz beteiligt, was darauf hinweist, dass das Gähnen eine wichtige Rolle bei der Atemregulation spielen könnte.

Die Rolle der Muskeln beim Gähnen ist nicht nur auf die physische Bewegung beschränkt, sondern hat auch Auswirkungen auf die neurologischen Prozesse, die das Gähnen steuern. Das komplexe Zusammenspiel der Muskelaktivitäten und die damit verbundenen physiologischen Veränderungen tragen zu den vielfältigen Funktionen des Gähnens bei, von der Regulation der Gehirntemperatur bis hin zur sozialen Kommunikation.

Neurologische Prozesse

Die neurologischen Prozesse, die das Gähnen steuern, sind komplex und beinhalten verschiedene Hirnregionen und Neurotransmittersysteme. Der Gähnreflex wird durch das zentrale Nervensystem kontrolliert, insbesondere durch das Hypothalamus, eine Hirnregion, die eine Schlüsselrolle bei der Regulierung von Verhaltensweisen spielt, die mit Überleben und Homöostase verbunden sind.

Der Hypothalamus ist bekannt für seine Rolle bei der Regulierung von Schlaf-Wach-Zyklen, Körpertemperatur und emotionalen Reaktionen. Studien haben gezeigt, dass bestimmte Neuronen im Hypothalamus auf Veränderungen der Körpertemperatur reagieren und möglicherweise das Gähnen auslösen, um die Temperatur des Gehirns zu regulieren. Diese Neuronen kommunizieren mit anderen Teilen des Gehirns und des autonomen Nervensystems, um den Gähnreflex zu steuern.

Ein weiterer wichtiger Aspekt der neurologischen Prozesse des Gähnens ist die Rolle der Neurotransmitter. Dopamin, ein Neurotransmitter, der an Belohnung und Motivation beteiligt ist, spielt eine wesentliche Rolle beim Gähnen. Erhöhte Dopaminspiegel im Gehirn sind mit einer erhöhten Häufigkeit des Gähnens verbunden, was darauf hindeutet, dass das Gähnen eng mit dem Belohnungssystem des Gehirns verknüpft ist.

Serotonin, ein weiterer wichtiger Neurotransmitter, der die Stimmung und das Wohlbefinden beeinflusst, wurde ebenfalls mit dem Gähnen in Verbindung gebracht. Medikamente, die den Serotoninspiegel beeinflussen, können die Häufigkeit und Intensität des Gähnens verändern, was darauf hindeutet, dass Serotonin eine modulierende Rolle bei diesem Verhalten spielt.

Ein besonders faszinierender Aspekt des Gähnens ist die ansteckende Natur dieses Verhaltens, die tief in den neurologischen Prozessen des sozialen Gehirns verwurzelt ist. Das ansteckende Gähnen wird durch die Aktivierung von Spiegelneuronen im Gehirn vermittelt. Diese Neuronen, die im präfrontalen Kortex und anderen Bereichen des Gehirns lokalisiert sind, reagieren auf die Beobachtung von Handlungen anderer und spielen eine Schlüsselrolle bei der sozialen Interaktion und Empathie. Wenn wir jemanden gähnen sehen, werden diese Spiegelneuronen aktiviert, was uns dazu bringt, ebenfalls zu gähnen. Diese neuronale Aktivität ist ein Ausdruck unserer sozialen Verbundenheit und unserer Fähigkeit, die Gefühle und Zustände anderer zu teilen.

Zusammenfassung:

Das Gähnen ist ein faszinierendes Phänomen, das weit über eine einfache physiologische Reaktion hinausgeht. Die Rolle der Muskeln und die neurologischen Prozesse, die das Gähnen steuern, zeigen, wie eng dieses Verhalten mit verschiedenen physiologischen und sozialen Funktionen verknüpft ist. Ob es um die Regulation der Gehirntemperatur, die Stimulation des Gehirns, den Stressabbau oder die soziale Kommunikation geht, das Gähnen erfüllt eine Vielzahl von Rollen, die in seiner Komplexität und Bedeutung oft unterschätzt werden.

Die Erforschung des Gähnens bietet tiefe Einblicke in die Funktionsweise unseres Körpers und Gehirns und zeigt, wie eng physiologische Prozesse mit sozialen Interaktionen verknüpft sind. In den kommenden Kapiteln werden wir diese Erkenntnisse weiter vertiefen und weitere Aspekte des Gähnens untersuchen, um ein umfassenderes Verständnis dieses alltäglichen, aber dennoch faszinierenden Verhaltens zu entwickeln. Bleiben Sie gespannt auf die weiteren Entdeckungen in der Welt des Gähnens.

Kulturelle Perspektiven

Kulturelle Unterschiede

Gähnen mag auf den ersten Blick als universell und biologisch unvermeidlich erscheinen, doch die Art und Weise, wie es wahrgenommen und interpretiert wird, variiert stark zwischen verschiedenen Kulturen. Während das Gähnen in einigen Kulturen als Zeichen von Müdigkeit oder Langeweile interpretiert wird, hat es in anderen Kulturen tiefere symbolische Bedeutungen und wird in sozialen Kontexten unterschiedlich wahrgenommen.

In westlichen Kulturen wie Europa und Nordamerika wird Gähnen oft als unhöflich oder respektlos empfunden, insbesondere in formellen oder sozialen Situationen wie Meetings, Klassenräumen oder religiösen Zeremonien. Hier wird das Gähnen oft mit einem Mangel an Interesse oder Aufmerksamkeit gleichgesetzt. Aus diesem Grund versuchen viele Menschen, ihr Gähnen zu unterdrücken oder zu verbergen, indem sie eine Hand vor den Mund halten oder leise gähnen.

Im Gegensatz dazu gibt es Kulturen, in denen das Gähnen weniger stigmatisiert oder sogar akzeptiert ist. In einigen Teilen Asiens, beispielsweise in Japan, wird das Gähnen als eine natürliche körperliche Reaktion angesehen und nicht notwendigerweise mit Langeweile oder Unhöflichkeit in Verbindung gebracht. Dennoch gibt es auch hier Nuancen: In sehr formellen Situationen könnte das Gähnen dennoch als unangebracht betrachtet werden.

In afrikanischen Kulturen finden sich ebenfalls unterschiedliche Perspektiven auf das Gähnen. In bestimmten Gemeinschaften wird das Gähnen als Zeichen dafür betrachtet, dass der Körper Sauerstoff benötigt, und daher als natürlich und unvermeidlich angesehen. Dennoch kann auch hier der soziale Kontext die Wahrnehmung des Gähnens beeinflussen.

Bräuche und Etikette

Die Bräuche und Etikette rund um das Gähnen sind ebenfalls vielfältig und faszinierend. In vielen Kulturen gibt es spezifische Regeln und Traditionen, die das Verhalten beim Gähnen betreffen. Ein weit verbreiteter Brauch in westlichen Kulturen ist es, die Hand vor den Mund zu halten, wenn man gähnt. Diese Geste dient dazu, die vermeintliche Unhöflichkeit des offenen Gähnens zu mildern und wird oft als Zeichen von Respekt und Rücksichtnahme interpretiert.

In einigen Kulturen gibt es auch traditionelle Glaubensvorstellungen und Aberglauben, die mit dem Gähnen verbunden sind. Zum Beispiel glaubte man im mittelalterlichen Europa, dass das Gähnen die Seele des Gähnenden verwundbar für den Eintritt böser Geister mache. Daher entwickelte sich der Brauch, beim Gähnen die Hand vor den Mund zu halten, nicht nur aus Gründen der Höflichkeit, sondern auch aus einem Schutzbedürfnis heraus.

In einigen indigenen Kulturen gibt es Rituale und Bräuche, die das Gähnen in einen spirituellen Kontext stellen. Bei bestimmten Zeremonien kann das Gähnen als Zeichen der Reinigung oder als Ausdruck von spiritueller Verbundenheit interpretiert werden. Diese Perspektiven heben hervor, dass das Gähnen weit über seine physiologischen Aspekte hinaus eine tiefere kulturelle und spirituelle Bedeutung haben kann.

Gähnen in Kunst und Literatur

Die Darstellung des Gähnens in Kunst und Literatur bietet faszinierende Einblicke in die kulturellen und symbolischen Bedeutungen, die diesem Verhalten zugeschrieben werden. In der bildenden Kunst wird das Gähnen oft verwendet, um bestimmte Zustände oder Emotionen darzustellen, wie Langeweile, Müdigkeit oder Nachlässigkeit. Ein bekanntes Beispiel ist das Gemälde ›Ein Bub gähnt‹ von Joseph Wright of Derby aus dem 18. Jahrhundert, das die flüchtige und alltägliche Natur des Gähnens in einem intimen Moment einfängt.

In der Literatur wird das Gähnen häufig als literarisches Motiv verwendet, um Charaktere zu beschreiben oder bestimmte Szenen zu gestalten. Autoren wie Charles Dickens und Leo Tolstoi haben das Gähnen genutzt, um die Langeweile oder Erschöpfung ihrer Figuren zu illustrieren. In Dickens' Roman ›Oliver Twist‹ wird das Gähnen als ein wiederkehrendes Motiv verwendet, um die Monotonie und das trostlose Leben in den Arbeitshäusern zu unterstreichen.

Auch in der modernen Popkultur spielt das Gähnen eine Rolle. Filme und Fernsehserien nutzen das Gähnen häufig, um die Stimmung einer Szene zu verstärken oder die Müdigkeit und das Desinteresse der Charaktere darzustellen. Diese Darstellungen tragen dazu bei, das Gähnen als ein vertrautes und universelles Verhalten zu verankern, das dennoch je nach Kontext unterschiedliche Bedeutungen tragen kann.

Zusammenfassung:

Das Gähnen ist ein universelles, biologisches Verhalten, das in allen Kulturen vorkommt, doch die Art und Weise, wie es wahrgenommen und interpretiert wird, variiert erheblich. Kulturelle Unterschiede beeinflussen, wie das Gähnen betrachtet wird, ob es als unhöflich oder natürlich empfunden wird und welche Bräuche und Etikette damit verbunden sind. Zudem hat das Gähnen in Kunst und Literatur seinen festen Platz gefunden, wo es als Symbol für verschiedene Zustände und Emotionen genutzt wird.

Diese kulturellen Perspektiven verdeutlichen, dass das Gähnen mehr ist als nur eine physiologische Reaktion; es ist ein tief verwurzeltes Verhalten, das reich an sozialen, kulturellen und symbolischen Bedeutungen ist. Indem wir diese vielfältigen Aspekte des Gähnens erkunden, gewinnen wir nicht nur ein besseres Verständnis für dieses alltägliche Phänomen, sondern auch für die komplexen Interaktionen zwischen Biologie, Kultur und Gesellschaft.

Historische Betrachtungen

Antike Ansichten und Mythen

Gähnen ist ein Verhalten, das seit Jahrtausenden beobachtet und interpretiert wird. Schon in der Antike gab es vielfältige Ansichten und Mythen rund um das Phänomen des Gähnens. In den Schriften der alten Griechen und Römer finden sich zahlreiche Erwähnungen des Gähnens, das oft mit verschiedenen physiologischen und psychologischen Zuständen in Verbindung gebracht wurde.

Aristoteles, der berühmte griechische Philosoph, betrachtete das Gähnen als eine natürliche Reaktion des Körpers, um überschüssige Wärme loszuwerden und das Gehirn zu kühlen. Diese Ansicht spiegelte das damalige Verständnis von Körpertemperatur und deren Regulation wider, lange bevor moderne wissenschaftliche Erkenntnisse zur Thermoregulation verfügbar waren. Aristoteles' Beobachtungen waren bemerkenswert, da sie eine frühe Verbindung zwischen Gähnen und der Regulierung der Gehirntemperatur herstellten, eine Theorie, die in der modernen Forschung wieder an Bedeutung gewonnen hat.

Im antiken Rom wurde das Gähnen ebenfalls beobachtet und analysiert. Plinius der Ältere, ein römischer Gelehrter und Autor, erwähnte das Gähnen in seiner Enzyklopädie ›Naturalis Historia‹. Er betrachtete das Gähnen als Zeichen von Erschöpfung und glaubte, dass es dazu diene, den Körper zu revitalisieren. Diese Ansichten waren eng mit den damals vorherrschenden medizinischen Theorien über den menschlichen Körper und seine Funktionen verbunden.

Ein interessanter Mythos aus der Antike besagt, dass das Gähnen die Seele des Menschen gefährden könne. In der griechischen und römischen Mythologie wurde angenommen, dass das Gähnen die Seele oder den Geist für böse Geister und Dämonen öffnen könnte. Um sich davor zu schützen, hielten die Menschen ihre Hand vor den Mund, eine Geste, die bis heute in vielen Kulturen üblich ist.

Gähnen im Mittelalter

Das Mittelalter brachte eine Reihe neuer Interpretationen und Bedeutungen des Gähnens mit sich. In einer Zeit, die stark von religiösen und spirituellen Überzeugungen geprägt war, wurden viele alltägliche Verhaltensweisen und Phänomene mit übernatürlichen Kräften und göttlichen Einflüssen in Verbindung gebracht. Das Gähnen war keine Ausnahme und wurde oft als Zeichen von spirituellen Zuständen oder sogar als Omen betrachtet.

Im christlichen Europa des Mittelalters glaubte man, dass das Gähnen ein Ausdruck des göttlichen Willens oder eine Botschaft Gottes sein könnte. Einige Gelehrte und Theologen interpretierten das Gähnen als ein Zeichen der Seele, die nach Luft oder geistiger Erneuerung verlangt. In diesem Kontext wurde das Gähnen oft als ein Bedürfnis nach geistiger Wachsamkeit und Erleuchtung verstanden.

Ein weiterer Aspekt des Gähnens im Mittelalter war seine Verbindung zu Krankheiten und medizinischen Zuständen. In der humoralpathologischen Medizin, die auf der Theorie der vier Körpersäfte basierte, wurde das Gähnen als Zeichen eines Ungleichgewichts der Säfte angesehen. Es wurde angenommen, dass überschüssige schwarze Galle oder Schleim zu Müdigkeit und Gähnen führen könnten. Daher wurden verschiedene Heilmittel und Behandlungen empfohlen, um das Gleichgewicht der Säfte wiederherzustellen und das Gähnen zu reduzieren.

Auch in den volkstümlichen Traditionen und Bräuchen des Mittelalters spielte das Gähnen eine Rolle. Es gab eine Vielzahl von Aberglauben und Riten, die mit dem Gähnen verbunden waren. Zum Beispiel glaubten einige Menschen, dass das Gähnen während bestimmter Mondphasen oder zu bestimmten Tageszeiten unheilvolle Vorzeichen sein könnte. Um sich vor den negativen Auswirkungen des Gähnens zu schützen, führten die Menschen Rituale durch oder verwendeten Amulette und Talismane.

Moderne Interpretationen

Mit dem Aufkommen der modernen Wissenschaft und Medizin im 18. und 19. Jahrhundert veränderten sich die Interpretationen des Gähnens erneut. Forscher begannen, das Gähnen systematisch zu untersuchen und suchten nach physiologischen und neurologischen Erklärungen für dieses Verhalten. Die Entwicklung neuer Technologien und Methoden ermöglichte es, das Gähnen genauer zu analysieren und seine Funktionen besser zu verstehen.

Im 19. Jahrhundert wurde das Gähnen zunehmend als eine physiologische Reaktion auf Müdigkeit und Sauerstoffmangel betrachtet. Die Sauerstoffmangel-Theorie besagt, dass das Gähnen dazu dient, den Sauerstoffgehalt im Blut zu erhöhen und überschüssiges Kohlendioxid aus dem Körper zu entfernen. Diese Theorie wurde durch experimentelle Studien unterstützt, die zeigten, dass Menschen häufiger gähnen, wenn sie sich in sauerstoffarmen Umgebungen befinden.

Im 20. Jahrhundert erlangte die neurologische Forschung neue Erkenntnisse über das Gähnen. Die Entdeckung von Neurotransmittern und deren Rolle im Gehirn führte zu neuen Hypothesen über die Ursachen und Funktionen des Gähnens. Forscher fanden heraus, dass Neurotransmitter wie Dopamin und Serotonin das Gähnen beeinflussen können, was darauf hindeutet, dass das Gähnen eng mit den Belohnungs- und Motivationssystemen des Gehirns verbunden ist.

Ein weiterer bedeutender Fortschritt in der modernen Forschung war die Entdeckung des ansteckenden Gähnens. Studien zeigten, dass das Gähnen sozial und emotional ansteckend sein kann, was auf die Aktivierung von Spiegelneuronen im Gehirn zurückgeführt wird. Diese Neuronen reagieren auf die Beobachtung von Handlungen anderer und spielen eine

Schlüsselrolle bei der Empathie und sozialen Interaktion. Das ansteckende Gähnen wurde als ein Zeichen der sozialen Verbundenheit und der Fähigkeit, die Zustände und Emotionen anderer zu teilen, interpretiert.

Zusammenfassung:

Die historischen Betrachtungen des Gähnens zeigen, wie sich die Interpretationen und Bedeutungen dieses Verhaltens im Laufe der Jahrhunderte verändert haben. Von den antiken Ansichten und Mythen über die religiösen und medizinischen Interpretationen des Mittelalters bis hin zu den modernen wissenschaftlichen Erkenntnissen – das Gähnen ist ein faszinierendes Phänomen, das tief in der menschlichen Kultur und Geschichte verwurzelt ist.

Diese vielfältigen Perspektiven auf das Gähnen verdeutlichen, dass es weit mehr ist als eine einfache physiologische Reaktion. Es ist ein Verhalten, das von komplexen kulturellen, sozialen und biologischen Faktoren geprägt ist und das uns viel über die menschliche Natur und unsere Fähigkeit zur Kommunikation und sozialen Interaktion verrät. Indem wir die historischen Aspekte des Gähnens erkunden, gewinnen wir ein tieferes Verständnis für die Vielschichtigkeit dieses alltäglichen, aber dennoch bemerkenswerten Phänomens.

Klinische Aspekte I

Übermäßiges Gähnen

Gähnen ist ein alltägliches Phänomen, das normalerweise keine besondere Aufmerksamkeit erfordert. Es ist eine natürliche Reaktion des Körpers auf Müdigkeit, Langeweile oder eine Veränderung im Sauerstoff- und Kohlendioxidgehalt des Blutes. Doch wenn das Gähnen übermäßig häufig auftritt, kann es ein Hinweis auf zugrunde liegende gesundheitliche Probleme sein und sollte genauer untersucht werden.

Übermäßiges Gähnen, medizinisch als ›exzessives Gähnen‹ bezeichnet, kann verschiedene Ursachen haben. Eine der häufigsten ist Müdigkeit oder Erschöpfung, die durch Schlafmangel oder gestörte Schlafmuster verursacht wird. Menschen, die unter chronischem Schlafmangel leiden, gähnen oft häufiger, da ihr Körper ständig versucht, die Wachsamkeit zu erhöhen und die Gehirnaktivität zu regulieren. In solchen Fällen ist das Gähnen ein Symptom der zugrunde liegenden Schlafprobleme und nicht die Hauptursache des Problems.

Eine weitere mögliche Ursache für übermäßiges Gähnen sind neurologische Erkrankungen. Erkrankungen wie Multiple Sklerose, Epilepsie und Migräne können mit häufigem Gähnen einhergehen. Dies liegt daran, dass diese Erkrankungen das zentrale Nervensystem beeinträchtigen und die normale Regulation des Gähnens stören können. Bei Patienten mit Multiple Sklerose wurde beispielsweise beobachtet, dass sie häufiger gähnen, was möglicherweise auf eine gestörte Thermoregulation im Gehirn zurückzuführen ist. Auch bei Epilepsiepatienten kann das Gähnen als Vorbote eines Anfalls auftreten, was auf eine komplexe Wechselwirkung zwischen neurologischen Prozessen und dem Gähnen hinweist.

Hormonelle Veränderungen und Stoffwechselstörungen können ebenfalls zu übermäßigem Gähnen führen. Schilddrüsenerkrankungen wie Hypothyreose, bei der die Schilddrüse nicht genügend Hormone produziert, können die Müdigkeit erhöhen und somit das Gähnen verstärken. Ebenso können hormonelle Schwankungen, die mit Menopause oder Schwangerschaft einhergehen, das Gähnen beeinflussen.

In einigen Fällen kann übermäßiges Gähnen auch ein Anzeichen für ernsthafte Gesundheitsprobleme wie Herzinfarkte oder Hirnblutungen sein. In solchen Situationen tritt das Gähnen oft plötzlich und ohne offensichtliche Auslöser auf und kann von anderen Symptomen wie Brustschmerzen, Kurzatmigkeit oder starken Kopfschmerzen begleitet werden. Diese Fälle erfordern sofortige medizinische Aufmerksamkeit.

Schlafstörungen und Gähnen

Schlafstörungen sind ein bedeutender Faktor, der das Gähnen beeinflussen kann. Schlaf ist essentiell für die Erholung und Regeneration des Körpers, und jede Störung in diesem Prozess kann weitreichende Auswirkungen auf die Gesundheit und das

Wohlbefinden haben. Zu den häufigsten Schlafstörungen, die mit übermäßigem Gähnen verbunden sind, gehören Schlafapnoe, Insomnie und das Restless-Legs-Syndrom (RLS).

Schlafapnoe ist eine Erkrankung, bei der die Atmung während des Schlafs wiederholt unterbrochen wird, was zu einer verminderten Sauerstoffversorgung des Körpers führt. Diese Unterbrechungen können den Schlafzyklus erheblich stören und zu starker Tagesmüdigkeit führen. Menschen mit Schlafapnoe gähnen oft häufiger als normal, da ihr Körper versucht, den Sauerstoffmangel auszugleichen und die Wachsamkeit zu erhöhen. Die Behandlung von Schlafapnoe, beispielsweise durch die Verwendung von CPAP-Geräten (Continuous Positive Airway Pressure), kann helfen, die Häufigkeit des Gähnens zu reduzieren und die Schlafqualität zu verbessern.

Insomnie, oder Schlaflosigkeit, ist eine weitere häufige Schlafstörung, die das Gähnen beeinflussen kann. Menschen, die an Insomnie leiden, haben Schwierigkeiten einzuschlafen oder durchzuschlafen, was zu chronischem Schlafmangel führt. Dieser Mangel an ausreichendem Schlaf kann das Gähnen während des Tages verstärken, da der Körper ständig versucht, die Müdigkeit zu bekämpfen und die kognitive Funktion zu unterstützen. Therapien wie kognitive Verhaltenstherapie für Insomnie (CBT-I) können helfen, die Schlafgewohnheiten zu verbessern und somit das übermäßige Gähnen zu reduzieren.

Das Restless-Legs-Syndrom (RLS) ist eine neurologische Erkrankung, die durch einen unwiderstehlichen Drang gekennzeichnet ist, die Beine zu bewegen, oft begleitet von unangenehmen Empfindungen. Diese Symptome treten typischerweise in den Abendstunden und während der Nacht auf, was den Schlaf erheblich stören kann. Menschen mit RLS erleben häufig fragmentierten Schlaf und können infolgedessen tagsüber vermehrt gähnen. Die Behandlung von RLS kann medikamentös oder durch Änderungen des Lebensstils erfolgen und kann helfen, die Schlafqualität zu verbessern und das Gähnen zu verringern.

Neurologische Erkrankungen

Neurologische Erkrankungen sind ein weiteres bedeutendes Feld, das das Verständnis des Gähnens beeinflusst. Verschiedene Erkrankungen des zentralen Nervensystems können das Gähnen auf komplexe Weise beeinflussen, oft als Folge von Störungen in den neurologischen Prozessen, die das Gähnen regulieren.

Multiple Sklerose (MS) ist eine chronische Erkrankung des zentralen Nervensystems, bei der das Immunsystem die Myelinscheiden der Nervenfasern angreift und beschädigt. Diese Schädigung kann zu einer Vielzahl von Symptomen führen, einschließlich erhöhter Müdigkeit und übermäßigem Gähnen. Studien haben gezeigt, dass Menschen mit MS häufiger und intensiver gähnen als gesunde Personen, was möglicherweise auf eine gestörte Temperaturregulation im Gehirn zurückzuführen ist. Das Gähnen bei MS-Patienten könnte daher als ein Mechanismus zur Kühlung des Gehirns und zur Verringerung von neurologischen Symptomen dienen.

Epilepsie ist eine weitere neurologische Erkrankung, bei der häufiges Gähnen beobachtet werden kann. Bei manchen Epilepsieformen tritt das Gähnen als prodromales Symptom auf, das einen bevorstehenden Anfall ankündigen kann. Dies deutet darauf hin, dass das Gähnen mit spezifischen neurologischen Veränderungen und der erhöhten Erregbarkeit des Gehirns zusammenhängen könnte. Das Verständnis dieser Zusammenhänge könnte neue Einblicke in die Mechanismen der Anfallsauslösung und der allgemeinen neurologischen Regulation bieten.

Migräne ist eine neurologische Erkrankung, die durch starke, oft einseitige Kopfschmerzen gekennzeichnet ist, häufig begleitet von Übelkeit, Licht- und Lärmempfindlichkeit. Interessanterweise berichten viele Migränepatienten, dass sie kurz vor einem Migräneanfall häufiger gähnen. Dieses Gähnen könnte auf Veränderungen im Gehirn hinweisen, die den Anfall vorbereiten, wie etwa Schwankungen in der Neurotransmitteraktivität oder der Gehirnperfusion. Migräneforscher untersuchen diese Phänomene, um bessere Behandlungsansätze und präventive Maßnahmen zu entwickeln.

Zusammenfassung:

Die klinischen Aspekte des Gähnens bieten faszinierende Einblicke in die verschiedenen physiologischen, neurologischen und psychologischen Mechanismen, die dieses alltägliche Verhalten beeinflussen. Übermäßiges Gähnen kann ein Hinweis auf eine Vielzahl von Gesundheitsproblemen sein, von Schlaf-störungen bis hin zu schwerwiegenden neurologischen Erkrankungen. Ein tieferes Verständnis dieser Zusammenhänge kann nicht nur zur Diagnose und Behandlung dieser Zustände beitragen, sondern auch unser allgemeines Wissen über die Funktion und Bedeutung des Gähnens erweitern.

Indem wir die klinischen Aspekte des Gähnens erforschen, erkennen wir, dass dieses einfache Verhalten weit mehr ist als nur ein Zeichen von Müdigkeit oder Langeweile. Es ist ein komplexer biologischer Prozess, der von vielen Faktoren beeinflusst wird und wertvolle Hinweise auf die Gesundheit und das Wohlbefinden eines Individuums geben kann. Durch die fortgesetzte Forschung in diesem Bereich können wir neue therapeutische Ansätze entwickeln und unser Verständnis der menschlichen Physiologie und Neurologie vertiefen.

Klinische Aspekte II

Gähnen und Herz-Kreislauf-Erkrankungen

Das Gähnen, obwohl oft als ein einfaches Zeichen von Müdigkeit oder Langeweile abgetan, kann in bestimmten Kontexten ein wichtiger Indikator für Herz-Kreislauf-Erkrankungen sein. Diese Verbindung wird zunehmend von Forschern untersucht, da sie wertvolle Einblicke in die körperlichen Prozesse und die möglichen Warnzeichen für ernsthafte gesundheitliche Probleme bieten könnte.

Ein bemerkenswertes Beispiel für die Verbindung zwischen Gähnen und Herz-Kreislauf-Erkrankungen ist das Phänomen des ›vasovagalen Gähnens‹. Dies tritt auf, wenn das Gähnen durch eine Aktivierung des Vagusnervs ausgelöst wird, was zu einer kurzfristigen Abnahme der Herzfrequenz und des Blutdrucks führt. Diese Reaktion kann bei Menschen mit bestimmten Herz-Kreislauf-Erkrankungen wie einer Herzerkrankung oder einer Herzinsuffizienz auftreten. In solchen Fällen kann übermäßiges Gähnen ein Zeichen für eine unzureichende Sauerstoffversorgung des Herzens oder für eine gestörte Autoregulation des Blutdrucks sein.

Ein weiteres klinisch relevantes Szenario ist das Gähnen als Prodromalsymptom eines Herzinfarkts. Es gibt dokumentierte Fälle, in denen Patienten kurz vor einem Herzinfarkt vermehrt gähnten. Dieses Gähnen wird als eine reflexartige Reaktion des Körpers auf den plötzlichen Sauerstoffmangel des Herzmuskels interpretiert. Obwohl nicht alle Menschen vor einem Herzinfarkt gähnen, sollte dieses Symptom nicht ignoriert werden, insbesondere wenn es von anderen alarmierenden Symptomen wie Brustschmerzen, Atemnot oder Übelkeit begleitet wird.

Die Forschung in diesem Bereich legt nahe, dass das Gähnen als diagnostisches Werkzeug genutzt werden könnte, um potenziell lebensbedrohliche Herz-Kreislauf-Erkrankungen frühzeitig zu erkennen. Diese Verbindung verdeutlicht die Komplexität des Gähnens und seine potenzielle Bedeutung für die medizinische Diagnose und Prävention.

Gähnen bei psychischen Störungen

Gähnen ist auch bei verschiedenen psychischen Störungen ein häufiges Symptom. Die Verbindung zwischen Gähnen und psychischen Erkrankungen unterstreicht die enge Beziehung zwischen der physischen und psychischen Gesundheit und zeigt, wie stark unser Nervensystem auf psychische Belastungen reagiert.

Eine der am häufigsten untersuchten Verbindungen besteht zwischen Gähnen und Depressionen. Patienten mit Depressionen berichten oft über ein erhöhtes Gähnverhalten, das mit den durch die Erkrankung verursachten chronischen Müdigkeitsgefühlen und Antriebslosigkeit einhergeht. Darüber hinaus kann die medikamentöse Behandlung von Depressionen, insbesondere durch Antidepressiva wie selektive Serotonin-

Wiederaufnahmehemmer (SSRIs), das Gähnen verstärken. Diese Medikamente beeinflussen den Serotoninspiegel im Gehirn, was das Gähnen als Nebenwirkung auslösen kann.

Angststörungen sind eine weitere Gruppe von psychischen Erkrankungen, bei denen vermehrtes Gähnen beobachtet wird. Menschen mit generalisierten Angststörungen, Panikstörungen oder posttraumatischen Belastungsstörungen (PTBS) erleben oft hohe Stressniveaus, die das autonome Nervensystem belasten. In Stresssituationen neigt der Körper dazu, häufiger zu gähnen, möglicherweise als eine Methode, um die Gehirntemperatur zu regulieren und die kognitive Funktion zu verbessern. Diese Reaktion kann als ein Versuch des Körpers interpretiert werden, die Auswirkungen von Stress zu mildern und die Homöostase aufrechtzuerhalten.

Auch bei Schizophrenie und bipolaren Störungen kann übermäßiges Gähnen auftreten. Die komplexen neurologischen und chemischen Veränderungen, die mit diesen Erkrankungen einhergehen, können das Gähnverhalten beeinflussen. Bei Schizophreniepatienten kann das Gähnen durch die antipsychotische Medikation verstärkt werden, während bei bipolaren Störungen sowohl in depressiven als auch in manischen Phasen ein erhöhtes Gähnverhalten beobachtet werden kann.

Medikamenteninduzierte Gähnprozesse

Viele Medikamente können das Gähnen als Nebenwirkung hervorrufen, was auf ihre spezifischen Wirkungen auf das zentrale Nervensystem und die Neurotransmitter zurückzuführen ist. Das Verständnis der medikamenteninduzierten Gähnprozesse ist wichtig, um Patienten besser zu informieren und Nebenwirkungen zu managen.

Antidepressiva, insbesondere SSRIs, sind bekannt dafür, Gähnen zu verursachen. Diese Medikamente erhöhen den Serotoninspiegel im Gehirn, was die Erregbarkeit des Neokortex beeinflusst und das Gähnen auslösen kann. Studien haben gezeigt, dass bis zu 30% der Patienten, die SSRIs einnehmen, über vermehrtes Gähnen berichten. Diese Nebenwirkung kann besonders in den ersten Wochen der Behandlung auftreten, wenn sich der Körper an das Medikament anpasst.

Opioide, die häufig zur Schmerzbehandlung verwendet werden, können ebenfalls das Gähnen induzieren. Diese Medikamente wirken auf das zentrale Nervensystem und verändern die Neurotransmitteraktivität, was zu einem erhöhten Gähnverhalten führen kann. Bei der Behandlung von chronischen Schmerzen oder nach Operationen kann übermäßiges Gähnen ein Zeichen für die pharmakologische Wirkung der Opioide sein.

Auch Medikamente zur Behandlung von Parkinson-Krankheit, wie Dopaminagonisten, können das Gähnen beeinflussen. Diese Medikamente erhöhen den Dopaminspiegel im Gehirn, was zu vermehrtem Gähnen führen kann. Bei Parkinson-Patienten kann das Gähnen auch als Symptom der Erkrankung selbst auftreten, was die diagnostische Bewertung und das Management der Krankheit erschwert.

Antihistaminika, die häufig zur Behandlung von Allergien eingesetzt werden, können ebenfalls das Gähnen verursachen, insbesondere die sedierenden Varianten. Diese Medikamente wirken auf das zentrale Nervensystem und können Müdigkeit und Gähnen als Nebenwirkungen haben.

Zusammenfassung:

Die klinischen Aspekte des Gähnens sind vielfältig und komplex. Übermäßiges Gähnen kann ein Indikator für Herz-Kreislauf-Erkrankungen, psychische Störungen oder Nebenwirkungen von Medikamenten sein. Ein tiefes Verständnis dieser Zusammenhänge ist entscheidend für die korrekte Diagnose und Behandlung. Das Gähnen, oft als triviales Verhalten angesehen, erweist sich als wichtiger Marker für die Gesundheit und bietet wertvolle Einblicke in die Funktion und Dysfunktion des menschlichen Körpers. Durch die fortlaufende Forschung und das Verständnis dieser klinischen Aspekte können wir neue Wege finden, um Patienten besser zu diagnostizieren, zu behandeln und ihre Lebensqualität zu verbessern.

Gähnen in der Schwangerschaft und Kindheit

Gähnen in der Schwangerschaft

Gähnen ist ein Phänomen, das schon in den frühesten Phasen des menschlichen Lebens auftritt, und es überrascht nicht, dass es auch während der Schwangerschaft eine Rolle spielt. Schon im Mutterleib beginnen Föten zu gähnen, was auf die Entwicklung des zentralen Nervensystems und die Reifung neurologischer Prozesse hinweist. Diese frühe Form des Gähnens ist ein faszinierendes Beispiel für die Komplexität der menschlichen Entwicklung und die tiefe Verwurzelung dieses Verhaltens in unserer Biologie.

Ultraschallaufnahmen haben gezeigt, dass Föten bereits ab der 11. bis 15. Schwangerschaftswoche gähnen können. Dieses Gähnen unterscheidet sich nicht nur visuell von anderen Mundbewegungen, sondern auch in der Dauer und den begleitenden körperlichen Bewegungen. Das fetale Gähnen dauert im Durchschnitt länger als andere Mundöffnungen und ist oft mit einer Streckbewegung des Körpers verbunden. Diese Beobachtungen legen nahe, dass Gähnen eine wichtige Rolle in der neurologischen und physiologischen Entwicklung des Fötus spielt.

Der genaue Zweck des fetalen Gähnens ist noch nicht vollständig verstanden, aber es gibt mehrere Hypothesen. Eine der führenden Theorien besagt, dass Gähnen zur Reifung und Entwicklung des Gehirns beiträgt. Durch die wiederholte Aktivierung verschiedener Muskelgruppen und neuronaler Netzwerke könnte das Gähnen die Bildung und Stärkung von Synapsen fördern, was für die spätere neurologische Funktion von entscheidender Bedeutung ist. Darüber hinaus könnte das Gähnen die Lungenentwicklung unterstützen, indem es die Atemmuskulatur trainiert und die Lungenkapazität erhöht.

Für die werdende Mutter kann häufiges Gähnen während der Schwangerschaft ebenfalls auftreten und verschiedene Ursachen haben. Hormonschwankungen, insbesondere der Anstieg von Progesteron, können zu erhöhter Müdigkeit und somit zu vermehrtem Gähnen führen. Progesteron hat eine beruhigende Wirkung auf das zentrale Nervensystem, was die Schläfrigkeit und das Bedürfnis nach mehr Sauerstoff im Blut erhöhen kann. Auch Veränderungen im Stoffwechsel und der erhöhte Energiebedarf während der Schwangerschaft können das Gähnen verstärken.

Schlafstörungen sind ein weiteres häufiges Problem während der Schwangerschaft, das das Gähnen beeinflussen kann. Viele schwangere Frauen erleben in den verschiedenen Trimestern unterschiedliche Schlafschwierigkeiten, sei es durch körperliche Unannehmlichkeiten, hormonelle Veränderungen oder häufige nächtliche Toilettengänge. Diese Schlafunterbrechungen führen

zu chronischer Müdigkeit, die wiederum häufiges Gähnen auslöst.

Gähnen in der Kindheit

Gähnen spielt auch in der Kindheit eine wichtige Rolle und
begleitet die verschiedenen Entwicklungsphasen eines Kindes.
Schon Neugeborene gähnen häufig, und dieses Verhalten bleibt
während der gesamten Kindheit ein fester Bestandteil des All-
tags. Das Gähnen bei Kindern ist oft ein Hinweis auf Müdigkeit oder Langeweile, kann aber auch durch andere Faktoren
beeinflusst werden.

Bei Säuglingen und Kleinkindern ist das Gähnen eng mit den
Schlaf-Wach-Zyklen verbunden. Diese frühen Lebensphasen
sind durch häufige Schlafphasen und Wachphasen gekennzeichnet, und das Gähnen signalisiert oft den Übergang zwischen diesen Zuständen. Ein gähnendes Baby ist oft ein müdes
Baby, und das Gähnen kann ein Zeichen dafür sein, dass das
Kind bereit für eine Schlafphase ist. Eltern nutzen diese Signale
oft, um den Tagesablauf und die Schlafzeiten ihres Kindes zu
strukturieren.

Im Kindergarten- und Vorschulalter wird das Gähnen weiterhin von Müdigkeit und Langeweile beeinflusst, kann aber auch
durch das Lernen und die soziale Interaktion eine Rolle spielen.
Kinder in diesem Alter sind oft sehr aktiv und neugierig, was
zu physischen und mentalen Ermüdungen führen kann. Nach
intensiven Spiel- oder Lernphasen gähnen Kinder oft als Reak-

tion auf die Erschöpfung und den Bedarf an Ruhe und Erholung.

Auch bei älteren Kindern und Jugendlichen bleibt das Gähnen ein wichtiger Indikator für Müdigkeit. Diese Altersgruppe erlebt jedoch zusätzliche Faktoren, die das Gähnen beeinflussen können. Die schulischen Anforderungen, Freizeitaktivitäten und soziale Verpflichtungen führen oft zu einem vollen Zeitplan und möglicherweise zu Schlafmangel. In Kombination mit den hormonellen Veränderungen der Pubertät kann dies zu vermehrtem Gähnen führen, das ein Zeichen für die chronische Müdigkeit vieler Teenager ist.

Interessanterweise wird in der Kindheit auch das soziale Gähnen zunehmend bedeutender. Kinder beginnen ab einem Alter von etwa vier bis fünf Jahren, das Gähnen anderer zu imitieren. Dieses ansteckende Gähnen wird oft als ein Zeichen für die Entwicklung von Empathie und sozialem Bewusstsein angesehen. Kinder, die das Gähnen anderer nachahmen, zeigen ein Verständnis für die Gefühle und Zustände ihrer Mitmenschen, was ein wichtiger Schritt in der sozialen und emotionalen Entwicklung ist.

Ein weiteres interessantes Phänomen ist die kulturelle Variation des Gähnens in der Kindheit. In einigen Kulturen gelten bestimmte Verhaltensweisen und Reaktionen auf das Gähnen als höflich oder unhöflich. Kinder lernen diese kulturellen Normen und passen ihr Verhalten entsprechend an. Dies zeigt, dass Gähnen nicht nur ein biologischer Prozess, sondern auch ein sozial und kulturell geprägtes Verhalten ist.

Zusammenfassung:

Das Gähnen begleitet uns vom frühesten Stadium des Lebens bis ins Erwachsenenalter und spielt in jeder Phase eine wichtige Rolle. In der Schwangerschaft dient es der neurologischen und physiologischen Entwicklung des Fötus und spiegelt die physischen und hormonellen Veränderungen der werdenden Mutter wider. In der Kindheit ist das Gähnen ein Schlüsselindikator für Müdigkeit und spielt eine Rolle in der sozialen und emotionalen Entwicklung. Die Erforschung des Gähnens in diesen Lebensphasen bietet wertvolle Einblicke in die komplexen Interaktionen zwischen Biologie, Psychologie und Kultur und zeigt, wie tief dieses Verhalten in unserer menschlichen Natur verankert ist.

Gähnen und Schlaf

Gähnen und Schlafzyklen

Das Gähnen ist eng mit den Schlafzyklen verbunden und spielt eine bedeutende Rolle im Verständnis der menschlichen Schlafarchitektur. Schlafzyklen bestehen aus verschiedenen Stadien, die in sich wiederholen und von tiefem, erholsamem Schlaf bis zu leichtem Schlaf und REM-Phasen reichen. Gähnen kann als ein natürlicher Indikator für den Übergang zwischen diesen Zyklen betrachtet werden.

Im Verlauf eines typischen Nachtschlafs durchlaufen wir mehrere Schlafzyklen, die jeweils etwa 90 Minuten dauern. Diese Zyklen umfassen verschiedene Phasen: den leichten Schlaf (Stadien N1 und N2), den Tiefschlaf (Stadium N3) und den REM-Schlaf, in dem die meisten Träume stattfinden. Das Gähnen tritt oft während der Übergänge zwischen Wachzustand und Schlaf oder zwischen den einzelnen Schlafphasen auf.

Beim Einschlafen kann das Gähnen als Signal des Körpers interpretiert werden, dass die Schlafbereitschaft eintritt. Es hilft dabei, die Entspannung zu fördern und den Körper auf den Schlaf vorzubereiten. Während dieser Übergangsphase verändert sich die Aktivität des zentralen Nervensystems, und das

Gähnen kann als eine Form der Anpassung an den bevorstehenden Schlafzyklus gesehen werden.

Interessanterweise kann auch während des nächtlichen Erwachens oder kurz vor dem Aufwachen Gähnen beobachtet werden. Dieses Verhalten könnte darauf hinweisen, dass das Gähnen eine Rolle bei der Regulation des Schlaf-Wach-Rhythmus spielt. Es könnte helfen, den Körper auf das Erwachen vorzubereiten, indem es die Gehirntemperatur reguliert und den Sauerstoffgehalt erhöht, wodurch die kognitive Leistungsfähigkeit beim Aufwachen verbessert wird.

Gähnen und Schlafmangel

Schlafmangel ist ein weit verbreitetes Problem in der modernen Gesellschaft und hat zahlreiche negative Auswirkungen auf die Gesundheit und das Wohlbefinden. Das Gähnen ist ein häufiges Symptom von Schlafmangel und kann als ein Signal des Körpers betrachtet werden, dass er mehr Ruhe benötigt.

Wenn wir nicht genug Schlaf bekommen, wird unser Körper müde und sucht nach Wegen, um die Wachsamkeit zu steigern. Gähnen kann in diesem Zusammenhang als ein Versuch des Körpers gesehen werden, den Sauerstoffgehalt im Blut zu erhöhen und die Gehirntemperatur zu senken, um die kognitive Leistungsfähigkeit kurzfristig zu verbessern. Diese physiologischen Veränderungen können dazu beitragen, die Auswirkungen von Schlafmangel kurzfristig zu mildern, bieten jedoch keine langfristige Lösung.

Chronischer Schlafmangel führt oft zu einem Teufelskreis, in dem das häufige Gähnen als ständiger Begleiter auftritt. Menschen, die unter chronischem Schlafmangel leiden, berichten oft über anhaltende Müdigkeit und das Bedürfnis, häufiger zu gähnen. Dies ist ein deutliches Zeichen dafür, dass der Körper versucht, mit den negativen Auswirkungen des Schlafmangels fertig zu werden.

Darüber hinaus kann Schlafmangel zu einer Beeinträchtigung der kognitiven Funktionen, der Stimmung und der körperlichen Gesundheit führen. Häufiges Gähnen ist dabei ein sichtbares Symptom, das auf die zugrunde liegenden Schlafprobleme hinweist. Es zeigt, dass der Körper nicht ausreichend Gelegenheit hat, sich während des Schlafs zu regenerieren und die notwendigen physiologischen Prozesse abzuschließen.

Gähnen als Schlafsignal

In vielen Kulturen und sozialen Kontexten wird das Gähnen als ein deutliches Zeichen von Müdigkeit und Schlafbereitschaft angesehen. Es dient als nonverbales Signal, das sowohl der gähnenden Person selbst als auch ihrer Umgebung anzeigt, dass es Zeit ist, sich auszuruhen oder zu schlafen.

Für Eltern und Betreuer von Kleinkindern ist das Gähnen oft ein wichtiger Hinweis darauf, dass das Kind müde ist und möglicherweise bereit für ein Nickerchen oder die Nachtruhe ist. Kinder, die gähnen, zeigen oft auch andere Anzeichen von Müdigkeit, wie Reiben der Augen oder erhöhte Reizbarkeit. Das Erkennen dieser Signale kann helfen, den Tagesablauf und die Schlafenszeiten besser zu strukturieren, um sicherzustellen, dass das Kind ausreichend Schlaf bekommt.

Auch Erwachsene können das Gähnen als Signal nutzen, um ihre eigene Müdigkeit zu erkennen und entsprechend zu handeln. In der modernen Gesellschaft, in der viele Menschen unter Zeitdruck und hohem Stress stehen, kann es leicht passieren, dass die Bedürfnisse des Körpers nach Schlaf ignoriert werden. Das Gähnen kann daher als eine Erinnerung dienen, auf die eigenen Körpersignale zu achten und ausreichend Schlaf zu priorisieren.

Das Verständnis des Gähnens als Schlafsignal hat auch praktische Anwendungen in verschiedenen Lebensbereichen. In beruflichen Umgebungen, insbesondere in sicherheitskritischen Berufen wie dem Transportwesen oder der Medizin, kann das Erkennen und Berücksichtigen von Müdigkeitssignalen wie Gähnen dazu beitragen, die Sicherheit und Leistungsfähigkeit zu erhöhen. Müdigkeit ist eine häufige Ursache für Fehler und Unfälle, und das rechtzeitige Erkennen von Gähnsignalen kann helfen, Risiken zu minimieren.

Zusammenfassung:

Das Gähnen ist ein komplexes und vielschichtiges Verhalten, das eng mit unseren Schlafzyklen, dem Schlafmangel und der natürlichen Schlafbereitschaft verbunden ist. Es dient als physiologischer Mechanismus, um den Körper auf den Schlaf vorzubereiten und als Signal für Müdigkeit. Ein tieferes Verständnis der Rolle des Gähnens im Zusammenhang mit dem Schlaf kann dazu beitragen, unsere Schlafgewohnheiten zu verbessern und die allgemeine Gesundheit und das Wohlbefinden zu fördern. Indem wir auf die Signale unseres Körpers achten und ausreichenden Schlaf priorisieren, können wir die negativen Auswirkungen von Schlafmangel vermeiden und eine bessere Lebensqualität erreichen.

Gähnen und Atmung

Atmungsmuster beim Gähnen

Gähnen ist ein bemerkenswertes physiologisches Phänomen, das eng mit unserer Atmung verknüpft ist. Der Akt des Gähnens umfasst eine tiefe Inhalation, die häufig von einem hörbaren Einatmen und einem weit geöffneten Mund begleitet wird. Diese tiefe Einatmung unterscheidet sich deutlich von den normalen Atmungsmustern und hat mehrere interessante Aspekte.

Während eines Gähnens öffnet sich der Mund weit, und die Kiefermuskeln strecken sich. Diese Bewegung ermöglicht eine maximale Erweiterung der Atemwege und führt zu einem tiefen, langanhaltenden Einatmen, gefolgt von einem kürzeren Ausatmen. Dieses ungewöhnlich tiefe Atmen führt dazu, dass mehr Luft in die Lungen gelangt als bei einer normalen Atmung, was wiederum eine größere Menge Sauerstoff in den Blutkreislauf befördert.

Das Atmungsmuster beim Gähnen wird von verschiedenen Muskelgruppen koordiniert, darunter die Zwerchfell- und Interkostalmuskeln, die für die Ausdehnung der Lunge verantwortlich sind. Die weitreichende Aktivierung dieser Muskeln trägt zu einer effizienten Luftzirkulation und einer erhöhten Sauerstoffaufnahme bei. Diese Mechanik könnte erklären, warum Gähnen oft als Mittel angesehen wird, um Müdigkeit zu bekämpfen und die Aufmerksamkeit zu steigern.

Lungenvolumen und Sauerstoffversorgung

Die tiefe Einatmung während des Gähnens führt zu einer vorübergehenden Erhöhung des Lungenvolumens. Dies bedeutet, dass die Lungenkapazität während des Gähnens vollständig genutzt wird, was normalerweise nicht bei jeder normalen Atembewegung der Fall ist. Diese maximale Ausdehnung der Lungen ermöglicht es, größere Mengen an Sauerstoff aufzunehmen und den Kohlendioxidgehalt im Blut zu reduzieren.

Diese Erhöhung des Lungenvolumens und die damit verbundene verbesserte Sauerstoffversorgung könnten mehrere positive Effekte auf den Körper haben. Ein Anstieg des Sauerstoffgehalts im Blut kann die Gehirnfunktion verbessern, die Aufmerksamkeit erhöhen und das allgemeine Wohlbefinden steigern. Es wird vermutet, dass das Gähnen durch die Erhöhung des Sauerstoffgehalts auch zur Regulierung der Gehirntemperatur beiträgt, indem es einen kühlenden Effekt auf das Gehirn ausübt.

Die Sauerstoffversorgung des Körpers ist ein kritischer Aspekt unserer Gesundheit, und das Gähnen spielt möglicherweise eine Rolle dabei, diesen Prozess zu optimieren. In Situationen, in denen der Körper oder das Gehirn zusätzlichen Sauerstoff benötigt, könnte das Gähnen als natürliche Reaktion dienen, um diesen Bedarf zu decken. Dies könnte erklären, warum Menschen in stressigen oder ermüdenden Situationen häufiger gähnen.

Gähnen und Atemwegserkrankungen

Interessanterweise hat das Gähnen auch einen Bezug zu verschiedenen Atemwegserkrankungen. Menschen, die an Atemwegserkrankungen wie Asthma, chronisch obstruktiver Lungenerkrankung (COPD) oder anderen respiratorischen Problemen leiden, berichten häufig über Veränderungen in ihrem Gähnverhalten. Diese Veränderungen können sowohl die Häufigkeit als auch die Intensität des Gähnens betreffen.

Bei Patienten mit Asthma beispielsweise kann das Gähnen eine reflexartige Reaktion auf Atembeschwerden sein. Asthmatiker erleben oft Episoden von Atemnot und unzureichender Luftzufuhr, was zu einem erhöhten Bedürfnis nach tiefem Einatmen führt. Das Gähnen könnte in solchen Fällen eine kompensatorische Reaktion sein, um die Sauerstoffzufuhr zu erhöhen und die Atemwege zu erweitern.

Bei COPD-Patienten, die unter chronischer Atemwegsobstruktion leiden, kann das Gähnen ebenfalls eine wichtige Rolle spielen. COPD führt zu einer Einschränkung des Luftstroms und einer verminderten Lungenkapazität. Das tiefe Einatmen beim Gähnen könnte diesen Patienten helfen, ihre Atemwege vorübergehend zu erweitern und die Sauerstoffaufnahme zu verbessern. Dennoch bleibt das Gähnen bei COPD-Patienten oft ineffektiv, um die grundlegenden Atemprobleme zu lösen, und zeigt eher das Bedürfnis des Körpers nach besserer Atmung.

Auch bei anderen Atemwegserkrankungen wie Schlafapnoe, bei der die Atmung während des Schlafs wiederholt unterbrochen wird, kann das Gähnen eine Rolle spielen. Schlafapnoe führt zu häufigen Episoden von Sauerstoffmangel im Blut, was den Körper dazu veranlassen könnte, häufiger zu gähnen, um die Sauerstoffversorgung zu verbessern. Diese häufigen Gähnattacken könnten auch ein Indikator für unausgeschlafene Nächte und die daraus resultierende Tagesmüdigkeit sein.

Zusammenfassung:

Das Gähnen ist weit mehr als nur ein Zeichen von Müdigkeit oder Langeweile; es ist ein komplexes physiologisches Phänomen, das tief in unsere Atmungsmechanismen eingebettet ist. Durch die tiefe Einatmung und die Maximierung des Lungenvolumens spielt das Gähnen eine entscheidende Rolle bei der Sauerstoffversorgung und der Regulierung der Gehirntemperatur. Es zeigt sich, dass das Gähnen besonders in Situationen verstärkt auftritt, in denen der Körper zusätzlichen Sauerstoff benötigt oder unter Atembeschwerden leidet.

Die Erforschung des Gähnens und seiner Verbindung zur Atmung bietet wertvolle Einblicke in die Funktionsweise des menschlichen Körpers und die komplexen Wechselwirkungen zwischen verschiedenen physiologischen Systemen. Es unterstreicht die Bedeutung einer optimalen Sauerstoffversorgung und wie unser Körper auf natürliche Weise darauf reagiert, um seine Funktionalität und Gesundheit zu gewährleisten. Indem wir das Gähnen besser verstehen, können wir auch ein tieferes Verständnis für die grundlegenden Mechanismen unserer Atmung und die Auswirkungen verschiedener Atemwegserkrankungen gewinnen.

Gähnen und Kreislauf

Einfluss auf den Blutdruck

Das Gähnen ist eine faszinierende körperliche Reaktion, die weit über das einfache Öffnen des Mundes hinausgeht. Es hat tiefgreifende Auswirkungen auf verschiedene physiologische Prozesse, einschließlich des Blutdrucks. Der Einfluss des Gähnens auf den Blutdruck ist ein komplexes Zusammenspiel aus mechanischen und neurophysiologischen Reaktionen, die zusammenarbeiten, um die Homöostase im Körper aufrechtzuerhalten.

Während des Gähnens öffnen wir weit den Mund und nehmen eine tiefe, langanhaltende Einatmung vor. Diese tiefe Einatmung führt zu einer verstärkten Lungenbelüftung und einer erhöhten Sauerstoffzufuhr. Der erhöhte Sauerstoffgehalt im Blut kann eine vasodilatatorische Wirkung haben, das heißt, die Blutgefäße weiten sich, um den gesteigerten Sauerstoffbedarf zu bewältigen. Diese Vasodilatation kann zu einer vorübergehenden Senkung des Blutdrucks führen, da der Widerstand in den Blutgefäßen abnimmt.

Gleichzeitig aktiviert das Gähnen das parasympathische Nervensystem, insbesondere den Vagusnerv, der eine wichtige Rolle bei der Regulation des Blutdrucks spielt. Die Stimulation des Vagusnervs führt zu einer vermehrten Ausschüttung von Acetylcholin, einem Neurotransmitter, der die Herzfrequenz und den Blutdruck senkt. Diese neurophysiologischen Effekte tragen dazu bei, den Blutdruck während und nach dem Gähnen zu regulieren.

Es gibt auch Hinweise darauf, dass das Gähnen den venösen Rückfluss zum Herzen erhöht. Das bedeutet, dass das Blut effizienter zum Herzen zurückfließt, was die Herzleistung verbessert und den Blutdruck stabilisiert. Diese Effekte können besonders in Situationen nützlich sein, in denen der Körper unter Stress steht oder zusätzlichen Sauerstoff benötigt.

Herzfrequenz und Gähnen

Neben dem Blutdruck hat das Gähnen auch einen bemerkenswerten Einfluss auf die Herzfrequenz. Die tiefe Einatmung und die Aktivierung des parasympathischen Nervensystems spielen dabei eine entscheidende Rolle. Während des Gähnens kann eine vorübergehende Erhöhung der Herzfrequenz beobachtet werden, gefolgt von einer deutlichen Senkung.

Die anfängliche Erhöhung der Herzfrequenz ist auf die erhöhte Sauerstoffzufuhr und die mechanische Dehnung der Lungen zurückzuführen, die den Bedarf des Herzens an Blutpumpen erhöht. Diese Phase ist jedoch kurzlebig, da die Aktivierung des Vagusnervs rasch zu einer Senkung der Herzfrequenz führt. Diese Senkung ist ein Zeichen der Entspannung und weist darauf hin, dass der Körper in einen Zustand der Ruhe und Erholung übergeht.

Ein interessantes Phänomen ist die sogenannte Respiratorische Sinusarrhythmie, bei der die Herzfrequenz während des Einatmens ansteigt und beim Ausatmen abnimmt. Diese natürliche Variation der Herzfrequenz ist während des Gähnens besonders ausgeprägt und zeigt, wie eng Atmung und Herzfunktion miteinander verbunden sind. Die tiefen Atemzüge beim Gähnen verstärken diese Variation und fördern eine optimale Herz-Kreislauf-Funktion.

Darüber hinaus kann das Gähnen in stressigen Situationen als eine Art ›Reset-Knopf‹ für das Herz-Kreislauf-System dienen. Durch die Aktivierung des parasympathischen Nervensystems hilft das Gähnen, die Herzfrequenz zu senken und den Körper in einen Zustand der Ruhe zu versetzen. Dies kann besonders nützlich sein, um die negativen Auswirkungen von Stress auf das Herz-Kreislauf-System zu mildern und das allgemeine Wohlbefinden zu fördern.

Vaskuläre Effekte des Gähnens

Das Gähnen hat auch tiefgreifende Auswirkungen auf die Blutgefäße, die über die Regulation von Blutdruck und Herzfrequenz hinausgehen. Die tiefe Einatmung und die damit verbundene erhöhte Sauerstoffzufuhr können eine vasodilatatorische Wirkung haben, die die Durchblutung in verschiedenen Geweben und Organen verbessert.

Die Vasodilatation, also die Erweiterung der Blutgefäße, führt zu einer besseren Sauerstoffversorgung der Gewebe und kann helfen, die Funktion der Organe zu optimieren. Dies ist besonders wichtig in Situationen, in denen der Körper zusätzlichen Sauerstoff benötigt, beispielsweise bei körperlicher Anstrengung oder unter Stress. Die verbesserte Durchblutung kann auch die Heilung und Regeneration von Geweben fördern, was die allgemeine Gesundheit und Leistungsfähigkeit unterstützt.

Ein weiterer interessanter Aspekt der vaskulären Effekte des Gähnens ist die mögliche Regulation der Gehirndurchblutung. Das Gehirn ist ein besonders sauerstoffbedürftiges Organ, und eine optimale Durchblutung ist entscheidend für seine Funktion. Das Gähnen könnte dazu beitragen, die Durchblutung des Gehirns zu verbessern, indem es die Blutgefäße im Gehirn erweitert und den Sauerstoffgehalt erhöht. Diese Effekte könnten erklären, warum das Gähnen oft als Mittel zur Steigerung der Aufmerksamkeit und Konzentration angesehen wird.

Zusätzlich könnte das Gähnen eine Rolle bei der Regulation der Temperatur im Gehirn spielen. Durch die verstärkte Durchblutung und die erhöhte Sauerstoffzufuhr könnte das Gähnen helfen, die Temperatur im Gehirn zu senken und somit eine Überhitzung zu verhindern. Dies ist besonders wichtig, da eine optimale Gehirntemperatur für die kognitive Leistungsfähigkeit und das allgemeine Wohlbefinden unerlässlich ist.

Zusammenfassung:

Das Gähnen ist ein faszinierendes und komplexes Phänomen, das tief in die Funktionsweise unseres Herz-Kreislauf-Systems eingebettet ist. Es hat weitreichende Auswirkungen auf den Blutdruck, die Herzfrequenz und die Blutgefäße, die zusammenarbeiten, um die Homöostase im Körper aufrechtzuerhalten. Durch die tiefe Einatmung und die Aktivierung des parasympathischen Nervensystems spielt das Gähnen eine entscheidende Rolle bei der Regulation der Herz-Kreislauf-Funktion und der Förderung der allgemeinen Gesundheit und des Wohlbefindens.

Das Verständnis der komplexen Zusammenhänge zwischen Gähnen und Kreislauf eröffnet neue Perspektiven auf die Bedeutung dieses scheinbar einfachen Verhaltens. Es zeigt, wie unser Körper auf natürliche Weise darauf ausgelegt ist, durch einfache physiologische Reaktionen wie das Gähnen seine Funktionalität zu optimieren und auf verschiedene Stressoren zu reagieren. Indem wir die Mechanismen des Gähnens besser verstehen, können wir wertvolle Einblicke in die Funktionsweise unseres Herz-Kreislauf-Systems gewinnen und möglicherweise neue Ansätze zur Förderung der Gesundheit und des Wohlbefindens entwickeln.

Gähnen und Gehirn

Neuronale Netzwerke

Das Gähnen, so alltäglich es auch erscheinen mag, hat tiefgreifende Verbindungen zu den neuronalen Netzwerken unseres Gehirns. Es ist ein faszinierendes Beispiel dafür, wie komplexe Verhaltensweisen durch die Interaktion verschiedener Gehirnregionen und neuronaler Schaltkreise gesteuert werden. Diese neuronalen Netzwerke koordinieren nicht nur den motorischen Akt des Gähnens, sondern auch die damit verbundenen emotionalen und kognitiven Prozesse.

Eine Schlüsselrolle spielt hierbei der Hypothalamus, eine zentrale Struktur im Gehirn, die für die Regulation vieler grundlegender Körperfunktionen verantwortlich ist. Der Hypothalamus sendet Signale an verschiedene andere Gehirnregionen, einschließlich des Hirnstamms, der für die Kontrolle der Atmung und anderer lebenswichtiger Funktionen zuständig ist. Diese Signale lösen die motorischen Muster aus, die das Gähnen charakterisieren: das Weitöffnen des Mundes, das tiefe Einatmen und die Dehnung der Kiefer- und Gesichtsmuskulatur.

Zusätzlich sind die limbischen Strukturen, insbesondere die Amygdala und der Nucleus accumbens, in die Regulation des Gähnens involviert. Diese Strukturen sind eng mit den Emotionen und dem Belohnungssystem des Gehirns verbunden. Ihre Aktivität während des Gähnens könnte erklären, warum dieses Verhalten oft in sozialen Kontexten auftritt und eine ansteckende Wirkung hat. Die neuronalen Netzwerke, die das Gähnen steuern, sind also sowohl für die physische Ausführung als auch für die emotionale und soziale Dimension dieses Verhaltens verantwortlich.

Neurotransmitter und Gähnen

Die Rolle von Neurotransmittern im Prozess des Gähnens ist ebenso faszinierend wie die neuronalen Netzwerke, die das Verhalten steuern. Neurotransmitter sind chemische Botenstoffe, die die Kommunikation zwischen Nervenzellen ermöglichen. Sie spielen eine entscheidende Rolle bei der Modulation von Stimmungen, Emotionen und vielen anderen physiologischen Prozessen, einschließlich des Gähnens.

Dopamin, ein Neurotransmitter, der mit Belohnung und Motivation in Verbindung gebracht wird, hat einen signifikanten Einfluss auf das Gähnen. Studien haben gezeigt, dass erhöhte Dopaminspiegel das Gähnen fördern können. Dies könnte erklären, warum Gähnen oft mit positiven Emotionen und Entspannung assoziiert wird. Dopamin wirkt auf spezifische Rezeptoren im Gehirn, die den Hypothalamus und andere Regionen aktivieren, um den Gähnreflex auszulösen.

Ein weiterer wichtiger Neurotransmitter ist Oxytocin, oft als ›Kuschelhormon‹ bezeichnet, das eine Rolle bei sozialen Bindungen und Verhaltensweisen spielt. Oxytocin kann das Gähnen verstärken, insbesondere in sozialen Kontexten. Dies könnte einen evolutionären Vorteil haben, indem es soziale Kohäsion und Gruppenverhalten fördert.

Serotonin, ein weiterer bedeutender Neurotransmitter, der oft mit Wohlbefinden und Entspannung in Verbindung gebracht wird, hat ebenfalls eine Rolle beim Gähnen. Serotonin-Rezeptoren im Gehirn beeinflussen die Neuronenaktivität im Hypothalamus und Hirnstamm, wodurch das Gähnen induziert wird. Die Komplexität der Neurotransmitter und ihre Wechselwirkungen zeigen, dass Gähnen weit mehr ist als ein einfaches motorisches Verhalten; es ist tief in die chemische Regulation des Gehirns eingebettet.

Kognitive Funktionen

Das Gähnen hat auch interessante Verbindungen zu unseren kognitiven Funktionen. Eine der prominentesten Hypothesen ist, dass das Gähnen dazu beiträgt, die kognitive Leistungsfähigkeit zu steigern, indem es die Gehirntemperatur reguliert und somit die neuronale Effizienz verbessert. Diese Theorie, bekannt als ›Thermoregulationstheorie‹, besagt, dass das tiefe Einatmen beim Gähnen die kühle Luft in den Nasen- und Mundhöhlen einströmen lässt und so die Temperatur des Blutes, das zum Gehirn fließt, senkt. Dies könnte dazu beitragen, die Gehirntemperatur zu stabilisieren und Überhitzung zu verhindern, was für die Aufrechterhaltung optimaler kognitiver Funktionen wichtig ist.

Zusätzlich könnte das Gähnen die Durchblutung des Gehirns erhöhen und somit die Sauerstoff- und Nährstoffversorgung verbessern. Dies ist besonders wichtig in Situationen, in denen das Gehirn stark beansprucht wird, beispielsweise bei intensiver geistiger Arbeit oder bei Müdigkeit. Durch die Verbesserung der Blut- und Sauerstoffzufuhr kann das Gähnen die Aufmerksamkeit und Wachsamkeit erhöhen, was möglicherweise erklärt, warum Menschen in stressigen oder ermüdenden Situationen häufiger gähnen.

Das Gähnen hat auch eine soziale und kommunikative Funktion, die eng mit unseren kognitiven Fähigkeiten verknüpft ist. Das sogenannte ›ansteckende Gähnen‹ ist ein Phänomen, bei dem das Gähnen einer Person das Gähnen bei anderen auslöst. Dieses Verhalten ist nicht nur bei Menschen, sondern auch bei vielen Tieren beobachtet worden und wird als eine Form der Empathie und sozialen Bindung interpretiert. Ansteckendes Gähnen könnte darauf hinweisen, dass das Gehirn auf subtile soziale Signale reagiert und dass diese Signale eine wichtige Rolle bei der Förderung des sozialen Zusammenhalts und der Gruppenharmonie spielen.

Insgesamt zeigt das Gähnen eine bemerkenswerte Verbindung zu den neuronalen Netzwerken, Neurotransmittern und kognitiven Funktionen des Gehirns. Es ist ein komplexes Verhalten, das tief in die Funktionsweise unseres Nervensystems eingebettet ist und eine Vielzahl von physiologischen, emotionalen und sozialen Prozessen beeinflusst. Das Verständnis dieser Zusammenhänge bietet wertvolle Einblicke in die erstaunliche Komplexität des menschlichen Gehirns und seiner vielfältigen Funktionen. Durch die Erforschung des Gähnens können wir nicht nur mehr über dieses alltägliche Verhalten lernen, sondern auch über die grundlegenden Mechanismen, die unsere kognitiven und emotionalen Fähigkeiten steuern.

Gähnen und Emotionen

Emotionale Auslöser

Gähnen ist ein faszinierendes Phänomen, das weit über seine physiologischen Mechanismen hinausgeht. Es ist tief in unsere emotionale Welt eingebettet und wird durch eine Vielzahl emotionaler Zustände beeinflusst. Emotionale Auslöser des Gähnens sind vielfältig und oft subtil, und sie bieten einen Einblick in die enge Verknüpfung zwischen unseren körperlichen Reaktionen und emotionalen Zuständen.

Eine der häufigsten emotionalen Auslöser für Gähnen ist Müdigkeit, die nicht nur physische Erschöpfung, sondern auch emotionale Ermüdung einschließt. Wenn wir gestresst oder emotional ausgelaugt sind, neigt unser Körper dazu, vermehrt zu gähnen, als eine Art Selbstregulation. Dieses Verhalten kann als eine Methode betrachtet werden, um das Nervensystem zu beruhigen und einen emotionalen Ausgleich zu schaffen.

Langeweile ist ein weiterer emotionaler Zustand, der häufig Gähnen auslöst. In Situationen, in denen wenig geistige Stimulation vorhanden ist, beginnt das Gehirn, sich zu ›unterhalten‹, indem es das Gähnen als eine Form der Aktivierung und Erfrischung verwendet. Diese Theorie wird durch Beobachtungen unterstützt, dass Menschen in eintönigen oder monotonen Umgebungen häufiger gähnen.

Interessanterweise kann Gähnen auch durch positive Emotionen ausgelöst werden. Freude, Zufriedenheit und Entspannung sind emotionale Zustände, die oft mit Gähnen einhergehen. Dies könnte darauf hindeuten, dass das Gähnen eine Rolle bei der Regulierung des emotionalen Gleichgewichts spielt und nicht nur auf negative oder stressige Zustände beschränkt ist.

Gähnen bei Angst und Stress

Während Gähnen oft mit Entspannung und Müdigkeit in Verbindung gebracht wird, zeigt die Forschung, dass es auch eine bedeutende Rolle bei der Bewältigung von Angst und Stress spielen kann. In stressigen oder ängstigenden Situationen kann das Gähnen als eine Art Beruhigungsmechanismus dienen, der dem Körper hilft, die physiologischen Auswirkungen von Stress zu mildern.

Das Phänomen des ›Stressgähnens‹ ist gut dokumentiert und zeigt, dass Menschen in stressigen Situationen, wie vor Prüfungen, öffentlichen Auftritten oder in gefährlichen Momenten, vermehrt gähnen. Dieses Verhalten wird als eine Methode betrachtet, um das Nervensystem zu beruhigen und die Stressreaktionen zu modulieren. Der physiologische Mechanismus hinter diesem Verhalten könnte mit der Aktivierung des Parasympathikus zusammenhängen, der Teil des autonomen Nervensystems ist und für die Entspannung und Erholung des Körpers verantwortlich ist.

Ein weiteres interessantes Phänomen ist das Gähnen in sozialen Stresssituationen. Menschen neigen dazu, in sozialen Interaktionen, die als stressig oder unangenehm empfunden werden, häufiger zu gähnen. Dies könnte als eine Art nonverbale Kommunikation betrachtet werden, die darauf hinweist, dass eine Person gestresst oder unwohl ist. In solchen Fällen kann das Gähnen als ein Signal für die Umgebung dienen, dass eine Pause oder eine Veränderung der Situation notwendig sein könnte.

Gähnen und Entspannung

Eine der faszinierendsten Facetten des Gähnens ist seine enge Verbindung zur Entspannung. Das Gähnen ist oft ein Zeichen für den Übergang von Wachheit zu Entspannung und Schlaf. Es signalisiert dem Körper und dem Gehirn, dass es Zeit ist, zur Ruhe zu kommen und sich zu regenerieren. Dieser Zusammenhang zwischen Gähnen und Entspannung ist tief in unserer Physiologie verankert und zeigt sich in verschiedenen Lebensphasen und täglichen Rhythmen.

Das Gähnen vor dem Schlafengehen ist ein vertrautes Phänomen. Es dient als ein natürlicher Indikator dafür, dass der Körper müde ist und sich auf den Schlaf vorbereitet. Durch das Gähnen wird der Körper in einen entspannten Zustand versetzt, der den Übergang vom Wachzustand zum Schlaf erleichtert. Dieser Prozess wird durch die Freisetzung von Neurotransmittern wie Serotonin und Dopamin unterstützt, die eine beruhigende Wirkung haben.

Auch während des Tages kann Gähnen eine entspannende Wirkung haben. In Momenten der Ruhe oder während Pausen neigen Menschen dazu zu gähnen, um sich zu erfrischen und zu entspannen. Dies zeigt, dass das Gähnen nicht nur ein Zeichen für Müdigkeit ist, sondern auch eine aktive Rolle bei der Förderung von Entspannung und Erholung spielt.

Ein weiterer interessanter Aspekt ist die therapeutische Anwendung des Gähnens. In einigen Entspannungstechniken und therapeutischen Ansätzen wird das bewusste Gähnen genutzt, um Stress abzubauen und den Körper zu entspannen. Diese Techniken basieren auf der Idee, dass das Gähnen eine natürliche und effektive Methode ist, um das Nervensystem zu beruhigen und den Körper in einen Zustand der Entspannung zu versetzen.

Zusammenfassung:

Gähnen ist weit mehr als ein simples Reflexverhalten. Es ist tief in unsere emotionale und physiologische Struktur eingebettet und spielt eine wichtige Rolle bei der Regulation von Stress, Angst und Entspannung. Das Verständnis der emotionalen Aspekte des Gähnens bietet wertvolle Einblicke in die komplexen Wechselwirkungen zwischen unserem Körper und unseren Gefühlen und zeigt, wie eng physische und emotionale Prozesse miteinander verknüpft sind. Indem wir das Gähnen als integralen Bestandteil unserer emotionalen und physiologischen Regulation betrachten, können wir neue Perspektiven auf dieses alltägliche und dennoch faszinierende Verhalten gewinnen.

Gähnen im Tierreich

Gähnverhalten bei Säugetieren

Das Gähnen ist nicht nur ein menschliches Phänomen; es ist tief in der Tierwelt verwurzelt und zeigt sich in einer Vielzahl von Verhaltensweisen bei unterschiedlichen Säugetierarten. Die Beobachtung von Gähnverhalten bei Tieren kann wertvolle Einblicke in die evolutionären Wurzeln und die Funktion dieses faszinierenden Reflexes bieten.

Bei vielen Säugetieren, einschließlich Primaten, Hunden, Katzen und sogar Elefanten, ist das Gähnen ein häufig beobachtetes Verhalten. Es dient sowohl physiologischen als auch sozialen Zwecken. Bei Primaten, unseren engsten Verwandten, spielt das Gähnen eine wichtige Rolle in der sozialen Kommunikation. Schimpansen und Bonobos nutzen das Gähnen, um soziale Bindungen zu stärken und Gruppenzusammenhalt zu fördern. Studien haben gezeigt, dass das Gähnen bei Primaten oft ansteckend ist, was auf eine Form der Empathie und des sozialen Lernens hinweist.

Hunde und Katzen, unsere domestizierten Begleiter, zeigen ebenfalls häufig Gähnverhalten. Bei Hunden kann das Gähnen sowohl ein Zeichen von Müdigkeit als auch von Stress sein. Interessanterweise neigen Hunde dazu, das Gähnen ihrer Besitzer zu imitieren, was auf eine enge emotionale Bindung und ein hohes Maß an sozialem Bewusstsein hinweist. Katzen hingegen gähnen oft, um sich zu strecken und zu entspannen, besonders nach längeren Ruhephasen.

Elefanten, die für ihre komplexen sozialen Strukturen und ausgeprägten Emotionen bekannt sind, zeigen ebenfalls Gähnverhalten. Bei diesen majestätischen Tieren wird das Gähnen häufig in entspannenden Situationen beobachtet, beispielsweise beim Zusammensein mit der Herde. Es kann auch als Signal für den Wechsel von Aktivität zu Ruhe interpretiert werden, was die enge Verbindung zwischen Gähnen und sozialen Interaktionen im Tierreich unterstreicht.

Gähnen bei Vögeln und Reptilien

Das Gähnen ist nicht auf Säugetiere beschränkt; es kommt auch bei Vögeln und Reptilien vor und zeigt, dass dieses Verhalten tief in der Evolution verwurzelt ist. Das Verständnis des Gähnverhaltens bei diesen Tiergruppen kann dazu beitragen, die universellen Mechanismen und Funktionen dieses Reflexes besser zu verstehen.

Bei Vögeln, einschließlich Papageien, Tauben und Hühnern, ist das Gähnen ein relativ häufiges Verhalten. Papageien, die für ihre Intelligenz und soziale Komplexität bekannt sind, gähnen oft in entspannten Situationen oder als Teil ihres täglichen Rituals. Gähnen kann bei Vögeln auch als Mittel zur Thermoregulation dienen, indem es die Durchblutung des Kopfes und des Gehirns beeinflusst und so die Körpertemperatur reguliert. Diese Funktion des Gähnens ist besonders wichtig für Vögel, die in verschiedenen Klimazonen leben und sich an wechselnde Temperaturen anpassen müssen.

Reptilien wie Eidechsen, Schlangen und Krokodile zeigen ebenfalls Gähnverhalten. Bei Eidechsen wird das Gähnen häufig beobachtet, wenn sie sich in der Sonne aufwärmen oder nach längeren Ruhephasen. Dieses Verhalten könnte dazu dienen, den Stoffwechsel zu aktivieren und die Durchblutung zu verbessern. Schlangen gähnen oft nach dem Fressen, möglicherweise um die Kiefermuskulatur zu entspannen und die Verdauung zu fördern. Bei Krokodilen wird das Gähnen häufig in sozialen Kontexten beobachtet, zum Beispiel während der Interaktion mit anderen Krokodilen oder als Teil der Paarungsrituale.

Gähnen bei Fischen

Selbst in der aquatischen Welt ist das Gähnen keine unbekannte Erscheinung. Fische, die eine völlig andere Lebensweise und Physiologie haben als landlebende Tiere, zeigen ebenfalls Gähnverhalten. Dies deutet darauf hin, dass das Gähnen ein weit verbreitetes und evolutionär konserviertes Verhalten ist.

Bei Fischen, insbesondere bei Arten wie Goldfischen, Karpfen und Buntbarschen, kann Gähnen in verschiedenen Situationen beobachtet werden. Ein häufiges Szenario ist das Gähnen während der Fütterung oder kurz danach. Dieses Verhalten könnte dazu dienen, die Kiemen zu reinigen und die Atmung zu erleichtern, indem Wasser durch die Kiemen gespült wird und somit den Austausch von Sauerstoff und Kohlendioxid optimiert. Ein weiteres mögliches Szenario ist das Gähnen während des Wechsels von Ruhephasen zu Aktivitätsphasen, ähnlich wie bei landlebenden Tieren.

Das Gähnen bei Fischen könnte auch eine Rolle bei der Kommunikation spielen. In sozialen Arten, die in Gruppen leben, kann das Gähnen ein Signal für andere Fische sein, dass eine Veränderung im Verhalten oder der Aktivität bevorsteht. Dieses Verhalten könnte dazu beitragen, die Gruppenkohäsion zu stärken und das soziale Verhalten innerhalb der Gruppe zu koordinieren.

Zusammenfassung:

Das Gähnen ist ein universelles Verhalten, das in der gesamten Tierwelt vorkommt und sowohl physiologische als auch soziale Funktionen erfüllt. Von Säugetieren über Vögel und Reptilien bis hin zu Fischen zeigt das Gähnverhalten, wie tief dieses Reflexverhalten in der Evolution verwurzelt ist. Durch das Verständnis der unterschiedlichen Auslöser und Funktionen des Gähnens bei verschiedenen Tierarten können wir wertvolle Einblicke in die grundlegenden Mechanismen und die Bedeutung dieses alltäglichen, aber faszinierenden Verhaltens gewinnen. Das Gähnen ist somit nicht nur ein Zeichen von Müdigkeit oder Langeweile, sondern ein komplexes Verhalten, das uns viel über die Natur und die Evolution des Lebens auf der Erde lehren kann.

Aktuelle Forschung und Erkenntnisse

Neueste Studien

Die Erforschung des Gähnens hat in den letzten Jahrzehnten erhebliche Fortschritte gemacht, wobei moderne Technologie und interdisziplinäre Ansätze eine Schlüsselrolle spielen. Neueste Studien haben gezeigt, dass das Gähnen weit mehr als ein simples Zeichen von Müdigkeit oder Langeweile ist. Vielmehr handelt es sich um ein komplexes Verhalten mit tieferen physiologischen und sozialen Funktionen.

Eine der bedeutendsten Studien der letzten Jahre stammt von einem internationalen Forscherteam, das die Rolle des Gähnens in der Thermoregulation des Gehirns untersucht hat. Mithilfe von funktioneller Magnetresonanztomographie (fMRT) und Thermografietechniken konnte nachgewiesen werden, dass Gähnen tatsächlich die Temperatur des Gehirns beeinflusst. Durch das Weiten der Kiefermuskeln und das Einatmen kühlerer Luft wird die Durchblutung des Kopfes erhöht, was zu einer Abkühlung des Gehirns führt. Diese Erkenntnis stützt die Theorie, dass das Gähnen eine wichtige Funktion in der Aufrechterhaltung der kognitiven Leistungsfähigkeit und Wachsamkeit hat.

Ein weiteres interessantes Forschungsgebiet betrifft das Phänomen des ansteckenden Gähnens. Eine Studie der Universität

Tokyo untersuchte die neuronalen Grundlagen dieses Verhaltens bei Menschen und Primaten. Durch die Kombination von Gehirnscans und Verhaltensbeobachtungen konnten die Forscher zeigen, dass das ansteckende Gähnen mit Aktivierungen im präfrontalen Kortex und den Spiegelneuronen-Netzwerken verbunden ist. Diese Ergebnisse deuten darauf hin, dass das ansteckende Gähnen eng mit Empathie und sozialer Bindung verknüpft ist.

Zukünftige Forschungsrichtungen

Trotz dieser Fortschritte bleiben viele Fragen zum Gähnen unbeantwortet. Die zukünftige Forschung wird sich wahrscheinlich auf einige zentrale Themen konzentrieren, um ein umfassenderes Verständnis dieses Verhaltens zu erlangen.

Ein vielversprechender Bereich ist die Erforschung der genetischen Grundlagen des Gähnens. Durch vergleichende Genomanalysen bei verschiedenen Tierarten könnten Forscher herausfinden, welche Gene für das Gähnverhalten verantwortlich sind und wie diese Gene im Laufe der Evolution konserviert oder verändert wurden. Solche Erkenntnisse könnten dazu beitragen, die evolutionären Ursprünge und die biologische Bedeutung des Gähnens besser zu verstehen.

Ein weiterer wichtiger Forschungszweig wird die Untersuchung der Unterschiede im Gähnverhalten zwischen verschiedenen Kulturen und Gesellschaften sein. Es ist bekannt, dass kulturelle Normen und soziale Regeln das Gähnverhalten beeinflussen können, aber die genauen Mechanismen und Auswirkungen sind noch weitgehend unerforscht. Interdisziplinäre Studien, die Anthropologie, Soziologie und Neurowissenschaften kombinieren, könnten wertvolle Einblicke in die kulturellen Dimensionen des Gähnens liefern.

Zusätzlich wird die Rolle des Gähnens in der Pathophysiologie verschiedener Krankheiten ein bedeutendes Thema sein. Übermäßiges Gähnen ist ein Symptom bei einer Vielzahl von neurologischen und psychiatrischen Erkrankungen, aber die genauen Mechanismen sind oft unklar. Zukünftige Forschungen könnten sich darauf konzentrieren, wie das Gähnen als diagnostisches Werkzeug oder sogar als therapeutische Maßnahme genutzt werden könnte.

Interdisziplinäre Ansätze

Die Erforschung des Gähnens profitiert enorm von interdisziplinären Ansätzen, die verschiedene wissenschaftliche Disziplinen zusammenbringen. Psychologen, Neurowissenschaftler, Biologen, Anthropologen und sogar Philosophen arbeiten zusammen, um die verschiedenen Facetten des Gähnens zu untersuchen und zu verstehen.

Ein faszinierendes Beispiel für einen solchen interdisziplinären Ansatz ist die Zusammenarbeit zwischen Verhaltensforschern und Neurowissenschaftlern, um die sozialen Funktionen des Gähnens zu untersuchen. Durch die Kombination von Verhaltensbeobachtungen in natürlichen Umgebungen mit modernen bildgebenden Verfahren konnten Forscher tiefergehende Einblicke in die sozialen Dynamiken und neuronalen Grundlagen des Gähnens gewinnen.

Ein weiteres Beispiel ist die Integration von technologischen Innovationen in die Gähnforschung. Fortschritte in der tragbaren Technologie, wie tragbare EEG-Geräte und smarte Kleidung, ermöglichen es Forschern, das Gähnen in realen, alltäglichen Umgebungen zu überwachen und zu analysieren. Diese Technologien könnten neue Wege eröffnen, um die physiologischen und kognitiven Prozesse, die dem Gähnen zugrunde liegen, zu verstehen.

Die Zusammenarbeit zwischen theoretischen und experimentellen Ansätzen ist ebenfalls von großer Bedeutung. Theoretische Modelle, die auf evolutionären Prinzipien basieren, können Hypothesen generieren, die dann in kontrollierten Experimenten getestet werden. Diese Synergie zwischen Theorie und Experiment kann dazu beitragen, die komplexen Mechanismen und Funktionen des Gähnens zu entschlüsseln.

Zusammenfassung:

Die Erforschung des Gähnens hat in den letzten Jahren bemerkenswerte Fortschritte gemacht, doch bleibt vieles noch unerforscht. Neueste Studien haben wichtige Erkenntnisse über die physiologischen, sozialen und neurologischen Funktionen des Gähnens geliefert. Zukünftige Forschungsrichtungen werden sich auf genetische Grundlagen, kulturelle Unterschiede und klinische Anwendungen konzentrieren. Interdisziplinäre

Ansätze, die verschiedene wissenschaftliche Disziplinen und technologische Innovationen integrieren, sind entscheidend, um das komplexe Phänomen des Gähnens umfassend zu verstehen. Durch diese vielfältigen und kollaborativen Bemühungen nähern wir uns immer mehr dem Kern dieses scheinbar einfachen, aber tiefgründigen Verhaltens.

Praktische Anwendungen

Gähnen in der Therapie

Das Gähnen, oft als Zeichen von Müdigkeit oder Langeweile abgetan, birgt in Wirklichkeit ein enormes therapeutisches Potenzial. In der modernen Medizin und Psychologie wird Gähnen zunehmend als ein wertvolles Werkzeug in verschiedenen Therapieformen anerkannt. Eine der faszinierendsten Anwendungen des Gähnens findet sich in der Stressbewältigung. Gähnen kann dabei helfen, Spannungen abzubauen und das autonome Nervensystem zu regulieren. Durch das bewusste Herbeiführen eines Gähnreflexes können Patienten lernen, sich in stressigen Situationen zu beruhigen und ihre innere Balance wiederzufinden.

Ein bemerkenswertes Beispiel für die therapeutische Anwendung des Gähnens ist die Neurofeedback-Therapie. Hierbei wird das Gähnen genutzt, um den Zustand der Gehirnwellenaktivität zu beeinflussen. Durch gezieltes Gähnen können Patienten ihre Alpha-Wellen erhöhen, was zu einem Zustand tiefer Entspannung und erhöhter Kreativität führt. Diese Technik wird erfolgreich bei der Behandlung von Angstzuständen, Depressionen und sogar bei chronischen Schmerzsyndromen eingesetzt.

Darüber hinaus findet das Gähnen auch in der Atemtherapie Anwendung. Durch tiefes, bewusstes Gähnen können Patienten ihre Atemmuster verbessern und die Sauerstoffversorgung des Körpers optimieren. Diese Methode wird besonders in der Behandlung von Atemwegserkrankungen wie Asthma und chronisch obstruktiver Lungenerkrankung (COPD) genutzt. Indem Patienten lernen, das Gähnen als Teil ihrer Atemübungen zu integrieren, können sie ihre Lungenkapazität erhöhen und ihre Atemnot lindern.

Gähnen als diagnostisches Tool

Neben seinen therapeutischen Anwendungen gewinnt das Gähnen auch als diagnostisches Instrument zunehmend an Bedeutung. In der Neurologie wird das Gähnen als ein möglicher Indikator für neurologische Störungen untersucht. Übermäßiges oder unkontrolliertes Gähnen kann ein frühes Anzeichen für Erkrankungen wie Multiple Sklerose, Epilepsie oder sogar Tumore im Gehirn sein. Durch die Beobachtung und Analyse von Gähnmustern können Ärzte wertvolle Hinweise auf den Zustand des Nervensystems eines Patienten erhalten.

Ein besonders interessantes diagnostisches Verfahren ist die Verwendung von Gähnreflexen zur Beurteilung der Hirnfunktion nach einem Schlaganfall. Studien haben gezeigt, dass die Fähigkeit zu gähnen, insbesondere das sogenannte ›ansteckende Gähnen‹, stark mit der Integrität bestimmter Gehirnareale verbunden ist. Patienten, die nach einem Schlaganfall Schwierigkeiten haben zu gähnen oder auf das Gähnen anderer zu reagieren, weisen oft Schädigungen in den spiegelneuronenreichen

Regionen des Gehirns auf. Diese Erkenntnisse können dazu beitragen, gezieltere Rehabilitationsstrategien zu entwickeln und den Heilungsprozess zu überwachen.

In der Schlafmedizin wird das Gähnen ebenfalls als diagnostisches Werkzeug eingesetzt. Übermäßiges Gähnen während des Tages kann auf Schlafstörungen wie Schlafapnoe oder Narkolepsie hinweisen. Durch die Erfassung und Analyse von Gähnmustern in Verbindung mit anderen diagnostischen Methoden wie Polysomnographie können Ärzte genauere Diagnosen stellen und individuell angepasste Behandlungspläne erstellen.

Gähnen in der Präventivmedizin

Präventivmedizin zielt darauf ab, Krankheiten zu verhindern, bevor sie entstehen, und das Gähnen könnte hierbei eine überraschend wichtige Rolle spielen. Eine der Hauptanwendungen des Gähnens in der Prävention ist die Förderung der mentalen Gesundheit und des Wohlbefindens. Regelmäßiges, bewusstes Gähnen kann als eine Form der Mini-Meditation dienen, die hilft, Stress abzubauen und die geistige Klarheit zu fördern. Indem Menschen lernen, das Gähnen in ihre tägliche Routine zu integrieren, können sie ihre Resilienz gegenüber Stress erhöhen und das Risiko stressbedingter Erkrankungen verringern.

Ein weiteres präventives Potenzial des Gähnens liegt in der Verbesserung der Schlafqualität. Menschen, die vor dem Schlafengehen bewusst gähnen, berichten oft von einer tieferen und erholsameren Nachtruhe. Durch das Gähnen wird das Nervensystem in einen Zustand der Entspannung versetzt, der den Übergang in den Schlaf erleichtert. Diese einfache Praxis kann dazu beitragen, Schlafstörungen vorzubeugen und die allgemeine Schlafhygiene zu verbessern.

In der Herz-Kreislauf-Prävention kann das Gähnen ebenfalls eine Rolle spielen. Studien haben gezeigt, dass das Gähnen die Herzfrequenzvariabilität erhöhen kann, ein Marker für die Gesundheit des Herz-Kreislauf-Systems. Eine erhöhte Herzfrequenzvariabilität ist mit einer besseren Anpassungsfähigkeit des Herzens an Stresssituationen und einer geringeren Wahrscheinlichkeit für Herz-Kreislauf-Erkrankungen verbunden. Indem Menschen regelmäßig bewusst gähnen, können sie möglicherweise ihre kardiovaskuläre Gesundheit unterstützen und das Risiko für Herzinfarkte und Schlaganfälle reduzieren.

Zusammenfassung:

Die vielfältigen Anwendungen des Gähnens in der modernen Medizin und Gesundheitsvorsorge verdeutlichen, dass dieses scheinbar banale Verhalten weit mehr Potenzial hat, als bislang angenommen. Von therapeutischen Techniken über diagnostische Werkzeuge bis hin zu präventiven Maßnahmen eröffnet das Gähnen neue Wege in der Behandlung und Vorbeugung von Krankheiten. Indem wir das Gähnen nicht länger als bloßes Zeichen von Müdigkeit abtun, sondern sein volles Potenzial erkennen, können wir neue Ansätze zur Förderung der Gesundheit und des Wohlbefindens entwickeln. Die Erforschung und Anwendung des Gähnens bleibt ein spannendes und vielversprechendes Feld, das weiterhin unser Verständnis von Körper und Geist erweitern wird.

Zusammenfassung und Ausblick

Wichtige Erkenntnisse

Die Reise durch die Welt des Gähnens hat uns gezeigt, dass dieses scheinbar banale Phänomen weit mehr Facetten und Bedeutungen hat, als man auf den ersten Blick vermuten könnte. Im Verlauf dieses Buches haben wir die physiologischen, neurologischen und evolutionären Aspekte des Gähnens untersucht und sind auf eine Vielzahl faszinierender Erkenntnisse gestoßen.

Zunächst wurde deutlich, dass Gähnen ein universelles Verhalten ist, das in nahezu allen Tierarten vorkommt und tief in den evolutionären Wurzeln des Lebens verankert ist. Diese universelle Präsenz legt nahe, dass Gähnen grundlegende biologische Funktionen erfüllt, die für das Überleben und Wohlbefinden von Bedeutung sind. Die Theorien zur Regulation der Gehirntemperatur, zur Erhöhung der Wachsamkeit und zur Verbesserung der Sauerstoffversorgung bieten plausible Erklärungen für die physiologischen Vorteile des Gähnens.

Darüber hinaus haben wir die soziale Komponente des Gähnens beleuchtet. Die Ansteckungskraft des Gähnens, die durch die Aktivierung von Spiegelneuronen im Gehirn erklärt wird, verdeutlicht, wie tief dieses Verhalten in unserer sozialen Interaktion verwurzelt ist. Es zeigt uns, dass Gähnen nicht nur eine individuelle, sondern auch eine kollektive Erfahrung ist, die Empathie und Bindung innerhalb von Gruppen fördern kann.

Auch die kulturellen Perspektiven auf das Gähnen haben uns Einblicke in die Vielfalt der menschlichen Gesellschaften gegeben. Von antiken Mythen und mittelalterlichen Überlieferungen bis hin zu modernen wissenschaftlichen Untersuchungen hat das Gähnen stets die menschliche Vorstellungskraft beflügelt und in verschiedenen Epochen und Kulturen unterschiedliche Bedeutungen angenommen.

Offene Fragen

Trotz der zahlreichen Erkenntnisse bleiben viele Fragen rund um das Gähnen offen. Eine der größten Herausforderungen ist die genaue Entschlüsselung der neurologischen Prozesse, die das Gähnen auslösen und begleiten. Obwohl wir wissen, dass bestimmte Gehirnregionen und Neurotransmitter beteiligt sind, bleibt die genaue Mechanik dieses Reflexes weitgehend unverstanden. Ebenso ist unklar, warum einige Menschen und Tiere häufiger gähnen als andere und welche genetischen oder Umweltfaktoren dabei eine Rolle spielen.

Ein weiteres ungelöstes Rätsel ist die Funktion des ansteckenden Gähnens. Während die Theorie der sozialen Bindung und Empathie plausibel erscheint, fehlt es an umfassenden Studien, die diese Hypothese eindeutig bestätigen. Zudem stellt sich die Frage, ob ansteckendes Gähnen bei allen Tierarten ähnliche soziale Funktionen erfüllt oder ob es spezifische Unterschiede zwischen den Arten gibt.

Auch die klinischen Aspekte des Gähnens bedürfen weiterer Forschung. Übermäßiges Gähnen wird mit verschiedenen neurologischen und psychischen Störungen in Verbindung gebracht, doch die genauen Mechanismen und Ursachen sind noch nicht vollständig geklärt. Ebenso bleibt die Frage offen, wie Gähnen als diagnostisches Werkzeug in der Medizin besser genutzt werden kann und welche neuen Therapieansätze sich daraus ergeben könnten.

Zukünftige Entwicklungen

Die Zukunft der Gähnforschung verspricht, viele dieser offenen Fragen zu beantworten und neue Perspektiven auf dieses faszinierende Verhalten zu eröffnen. Interdisziplinäre Ansätze, die Neurowissenschaften, Psychologie, Evolutionsbiologie und Kulturelle Studien vereinen, werden entscheidend sein, um ein umfassendes Verständnis des Gähnens zu entwickeln.

Moderne Technologien wie funktionelle Magnetresonanztomographie (fMRT) und Elektroenzephalographie (EEG) bieten die Möglichkeit, die neuronalen Netzwerke, die am Gähnen beteiligt sind, detailliert zu untersuchen. Diese Technologien könnten helfen, die genauen Hirnregionen und neuronalen Muster zu identifizieren, die das Gähnen steuern, und Einblicke in die komplexen Interaktionen zwischen verschiedenen Gehirnregionen zu geben.

Auf evolutionärer Ebene könnten vergleichende Studien zwischen verschiedenen Tierarten neue Erkenntnisse darüber liefern, wie sich das Gähnen im Laufe der Evolution entwickelt hat und welche spezifischen Funktionen es in unterschiedlichen ökologischen Nischen erfüllt. Solche Studien könnten auch dazu beitragen, die genetischen Grundlagen des Gähnens zu identifizieren und zu verstehen, wie dieses Verhalten in verschiedenen Arten vererbt wird.

In der klinischen Forschung könnte das Gähnen als diagnostisches Tool weiterentwickelt werden, um neurologische und psychische Störungen frühzeitig zu erkennen. Neue Therapieansätze, die das Gähnen bewusst in Behandlungspläne integrieren, könnten entwickelt werden, um Stress zu reduzieren, die Schlafqualität zu verbessern und die geistige Gesundheit zu fördern.

Abschließend lässt sich sagen, dass die Erforschung des Gähnens ein spannendes und vielversprechendes Feld bleibt. Jede neue Erkenntnis trägt dazu bei, unser Verständnis von diesem alltäglichen, aber dennoch komplexen Verhalten zu vertiefen und neue Wege zu finden, wie wir dieses Wissen zum Wohl unserer Gesundheit und unseres sozialen Zusammenlebens nutzen können. Die ›Erfindung des Gähnens‹ ist ein fortlaufender Prozess, der uns immer wieder überraschen und faszinieren wird.

Über den Autor

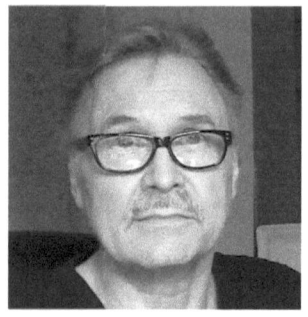

Lutz Spilker wurde im Jahre 1955 in Duisburg geboren.

Bevor er zum Schreiben von Romanen und Dokumentationen fand, verließen bisher unzählige Kurzgeschichten, Kolumnen und Versdichtungen seine Feder.

In seinen Büchern befasst er sich vorrangig mit dem menschlichen Bewusstsein und der damit verbundenen Wahrnehmung. Seine Grenzen sind nicht die, welche mit der Endlichkeit des Denkens, des Handelns und des Lebens begrenzt werden, sondern jene, die der empirischen Denkform noch nicht unterliegen.

Es sind die Möglichkeiten des Machbaren, die Dinge, welche sich allein in der Vorstellung eines jeden Menschen darstellen und aufgrund der Flüchtigkeit des Geistes unbewiesen bleiben. Die Erkenntnis besitzt ihre Gültigkeit lediglich bis zur Erlangung einer neuen und die passiert zu jeder weiteren Sekunde.

Die Welt von Lutz Spilker beginnt dort, wo zu Beginn allen Seins nichts Fassbares war, als leerer Raum. Kein Vorne, kein Hinten, kein Oben und kein Unten. Kein Glaube, kein Wissen, keine Moral, keine Gesetze und keine Grenzen. Nichts.

In Lutz Spilkers Romanen passieren heimtückische Morde ebenso wie die Zauber eines Märchens. Seine Bücher sind oftmals Thriller, Krimi, Abenteuer, Science Fiction, Fantasy und selbst Love-Story in einem.

»Ich liebe die Sprache: Sie vermag zu streicheln, zu liebkosen und zu Tränen zu rühren. Doch sie kann ebenso stachelig sein, wie der Dorn einer Rose und mit nur einem Hieb zerschmettern.«

In dieser Reihe sind bisher erschienen

Die Erfindung der Langeweile
Die Erfindung des Menschen
Die Erfindung des Geldes
Die Erfindung des Teufels
Die Erfindung des Erfolgs
Die Erfindung der Sterblichkeit
Die Erfindung der Lüge
Die Erfindung der Freiheit
Die Erfindung des Todes
Die Erfindung der Welt
Die Erfindung des Inselmenschen
Die Erfindung der Zeit
Die Erfindung der Seele
Die Erfindung der Politik
Die Erfindung des Gewissens
Die Erfindung der Religion
Die Erfindung der Schuld
Die Erfindung der Gerechtigkeit
Die Erfindung des Friedens
Die Erfindung des Selbstgesprächs
Die Erfindung der Zukunft
Die Erfindung der Pornographie
Die Erfindung der Verschwendung
Die Erfindung des Erwachsenseins
Die Erfindung der Hölle
Die Erfindung der Überbevölkerung
Die Erfindung des Himmels
Die Erfindung der Monarchie
Die Erfindung der Unterhaltung
Die Erfindung der Sprache
Die Erfindung der Musik
Die Erfindung der Wiedergeburt
Die Erfindung des Zufalls

Die Erfindung der Namen
Die Erfindung des Bewusstseins
Die Erfindung des freien Willens
Die Erfindung des Wahrsagens
Die Erfindung der Körpersprache
Die Erfindung des Schlafs
Die Erfindung der Sklaverei
Die Erfindung der Angst
Die Erfindung der Vernunft
Die Erfindung des Vollmonds
Die Erfindung des Vitamin B
Die Erfindung des Make-Up
Die Erfindung des Weihnachtsfestes
Die Erfindung des Ku-Klux-Klan
Die Erfindung des Träumens
Die Erfindung der Flaschenpost
Die Erfindung der Mafia
Die Erfindung der politischen Parteien
Die Erfindung der Freimaurer
Die Erfindung der Freibeuter
Die Erfindung der Raumfahrt
Die Erfindung der Tempelritter
Die Erfindung des ADHS-Syndroms
Die Erfindung der Homöopathie
Die Erfindung der Freizeitparks
Die Erfindung des Werwolfs
Die Erfindung des Astralkörpers
Die Erfindung des Zölibats
Die Erfindung des Herkules
Die Erfindung des Vampirs
Die Erfindung der Philosophie
Die Erfindung des Bieres
Die Erfindung der Geister
Die Erfindung des Ungeheuers von Loch Ness
Die Erfindung der Prä-Astronautik
Die Erfindung des Voodoo
Die Erfindung des Stierkampfs
Die Erfindung des Sinns des Lebens
Die Erfindung des Einhorns

Die Erfindung von Atlantis
Die Erfindung des Gähnens

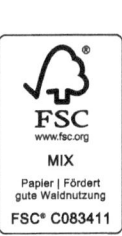

Zeitfracht Medien GmbH
Ferdinand-Jühlke-Straße 7
99095 Erfurt, Deutschland
produktsicherheit@kolibri360.de